前列腺

居家调养 保健百科

主编　田建华（主任医师，中国心血管疾病专业委员会委员）
　　　张　伟（主任医师，副主任药师，硕士研究生导师）

U0352518

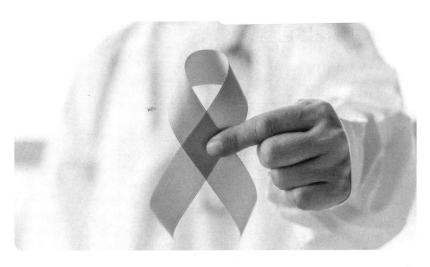

河北科学技术出版社
·石家庄·

主编：田建华　张　伟

编委：张仲源　王达亮　土荣华　凌　云　宋璐璐

　　　贾民勇　周建党　牛林敬　易　磊　李　婷

图书在版编目（CIP）数据

前列腺居家调养保健百科 / 田建华，张伟主编. --
石家庄：河北科学技术出版社，2012.12（2020.11重印）
　ISBN 978 - 7 - 5375 - 5567 - 8

　Ⅰ．①前… Ⅱ．①田… ②张… Ⅲ．①前列腺疾病-
防治 Ⅳ．①R697

中国版本图书馆CIP数据核字(2012)第297565号

前列腺居家调养保健百科

田建华　张　伟　主编

出版发行：河北科学技术出版社

地　　址：石家庄市友谊北大街330号（邮编：050061）

印　　刷：三河市金泰源印务有限公司

经　　销：新华书店

开　　本：710×1000　1/16

印　　张：19.25

字　　数：240千字

版　　次：2013年3月第1版

印　　次：2020年11月第2次印刷

定　　价：89.00元

前　言

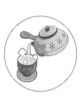

　　毫不夸张地说，**前列腺**是男人的生命"腺"。与它相关的疾病，如前列腺增生症，是中老年男子的高发性疾病，而青年男子、一些特殊人群患有前列腺炎的也不在少数。健康，总是失去之后才想再拥有。前列腺健康也是如此，只有在它出现了问题之后，人们才意识到它的重要性。

　　前列腺是一个很神奇的器官，由它引起的病症不仅会累及到男人的排尿、"性福指数"、生育下一代和精神状态等诸多方面，更会引起难以启齿的痛楚，直接影响到男性的健康，甚至导致癌症，成为"男人杀手"。面对前列腺炎、前列腺增生等，许多人茫然，不知所措，或是听信江湖游医，花了不少钱，遭了许多罪，但是病症却没有**丝毫**好转，身体每况愈下，精神更加委靡不振。

　　前列腺疾病绝不是神秘的、不可预知的，它是可以被掌控的，人们已经利用科学的钥匙揭开了它神秘的面纱。只要您能够认识它，正确对待它，运用得当的方法，就完全能使您的前列腺恢复健康的状态，告别尿频尿急，告别隐痛，找回昔日的雄风。

本书立足于前列腺各种疾病的居家调养保健，从症状、病因、危害等方面详细解读了前列腺及相关疾病，不仅可以帮助男性了解前列腺疾病，学会如何预防前列腺疾病，而且可以通过食疗、运动、经络养生、心理、中西药方剂、家庭护理等办法，积极防治前列腺疾病，在吃、喝、玩中，就能轻轻松松治疗疾病，享受健康生活。

本书内容浅显易懂，条理清晰，是前列腺疾病患者一本不可多得的居家调养保健大全。

编　者

目　录

第一章　健康杀手，命悬一"腺"

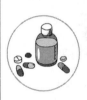
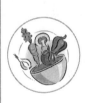
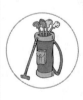

第二章　食养食疗，吃出健康

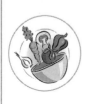
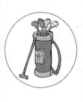

第三章 运动调养，吐故纳新

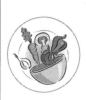
第四章 经络养生，固本培元

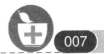

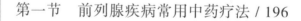

第五章　中药西药，双管齐下

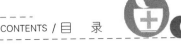

第六章　心灵开导，必不可少

第七章　精心护理，起居有节

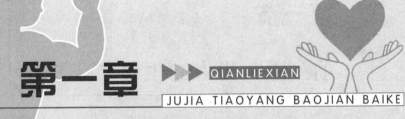

第一章

QIANLIEXIAN

JUJIA TIAOYANG BAOJIAN BAIKE

健康杀手，命悬一"腺"

提起"前列腺"，很多人会联想到"尿频、尿急、尿不尽……"尽管如此，大多数人对它却只是一知半解。前列腺疾病究竟是怎样的，它有哪些症状，到底是如何患上这类疾病的，它又会给男性身心造成哪些危害？本章将为您一一揭晓。

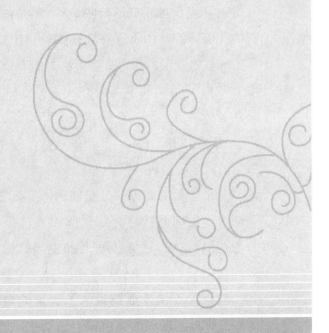

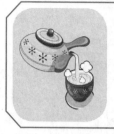

第一节

前列腺：男人的生命"腺"

前列腺——膀胱的"近邻"

"尿频、尿急、尿不尽、排尿困难……"这样的广告词铺天盖地，许多人对"前列腺"疾病的认识，也仅限于此。那么，"前列腺"究竟是什么，它的面纱之后究竟又藏着什么秘密呢？

前列腺，可以毫不夸张地称其为男人的"生命腺"。它是男性特有的性腺器官。由于它在人体的位置比较隐秘，许多人都不能看清或是了解它的全貌，使它一直留给人们十分神秘又隐晦的印象。

在男子幼年和少年时期，前列腺的大小就如同一枚杏核。随着男性身体器官逐渐发育，年龄不断增长，它也会不断地发生相应的变化。成年后的前列腺，看起来就像是一个尖儿朝下的栗子，因此有人将其形象地比喻成"栗子"。

"栗子"上面的部分是前列腺底，它比较宽大，紧挨着膀胱颈；下端因为尖细而被称为前列腺尖，位于尿生殖膈上；中间的部分被称为前列腺体；在腺体后面的中间位置有一纵行的浅沟，称为前列腺沟。

前列腺不仅外形极像栗子，它的构造也和栗子有些相似。在前列腺的表面覆盖着一层被膜，这层被膜的作用很特殊，虽不像栗子壳那样坚硬，却拥有较多的弹性纤维和平滑肌。这些弹性纤维和平滑肌可不容小觑，因为它们可以伸入到前列腺的内部，要知道，前列腺的支架正是由这些弹性纤维和平滑肌组成的。而在前列腺中，位居"正宫"的是复管泡状腺，小小的前列腺体里含有几十个复管泡状腺，它们当之无愧地成为了前列腺的主体。现在中西医一般认为，可以将前列腺分成5个叶，分别是前叶、中叶、后叶和两侧叶。中叶正好位于尿道和射精管之间，这样"尴尬"的位置使其责任变得异常重大。

了解了前列腺的结构之后，再来看看它在人体当中的"宏观"位置。

前列腺在人体中占有非常重要的地位，雄踞一方的它和人体的"水塔"——膀胱是近邻。前列腺藏匿在盆腔的底部，所以它的上面就是膀胱，下面则连接着尿道。一旦前列腺出现了毛病，势必会影响到人体的排尿系统，这也就说明了为什么患有前列腺疾病的患者会产生诸多排尿方面的不适症状。在前列腺的前面是耻骨，后面是人的直肠。这也就是为什么医生在诊断前列腺疾病时，要深入直肠内部来判断其健康与否。

当男性进入青春期后，前列腺的"生活"也开始丰富多彩起来。它会随着男性激素分泌的增多开始活跃，分泌出的液体既为精子提供了养分，又起到了润滑的作用。在它和精阜的共同努力下，男人对性的欲望会逐渐觉醒。待男性身体和心理真正达到成熟后，前列腺便成为了保证夫妻之间"性福"必不可少的利器，这时，前列腺也会到达发育的鼎盛时期，这种雄赳赳、气昂昂的鼎盛之势，可以一直持续几十年。然而在50岁之后，前列腺又要开始"变身"了，正常的情况下，它会随着人体的衰老而逐渐萎缩成鹌鹑蛋大小的模样。当然，一些病态的前列腺也会在此时作怪，它们有的像鸡蛋大小，有的甚至像个小柚子。而到了这个时候，男性种种的烦恼也会接踵而来，尿痛、尿频、尿不尽……诸多的迹象都在表明：你的前列腺出问题了。

它为什么会对男人如此重要

说起前列腺，它仿佛已经是男人的一个"专利"，是一个非常有分量的代言，甚至会让诸多男士感到自己常常"命悬一腺"。那么为什么它对男人有着如此重要的作用和意义呢？

前列腺对患者来说，之所以在过去的几千年没有被重视起来，与它在人体当中的位置有很大关系。男性与女性的生理结构不同，是显露在外的，可是前列腺却像一个羞答答的小姑娘，隐藏了起来。也正因如此，许多人都忽视了它的存在。殊不知，它的存在与男性的尿道可谓"你中有我，我中有你"，密不可分，它时刻包绕在尿道的周围。可想而知，要是前列腺出了问题，尿道肯定也会遭殃。

我们为了将这段被前列腺包围的尿道同整个尿道加以区分，为它特意起了一个名字，即"尿道前列腺部"。千万不要小看了这个"部门"的作用，如果它能正常工作，男性上厕所排尿的时候就可以轻轻松松，自由自在；可一旦它罢工，尿频、尿急、尿不尽、明明有尿却排不出来……这些问题就都会找上门，排尿就变成莫大的痛苦了。

除了会影响男人的排尿，前列腺的健康与否还关系到夫妻是否"性福和谐"以及生育下一代的问题。

前列腺是一个性敏感部位，它的里面布满了大量的神经网和神经末梢。当男性成长到一定年龄时，前列腺开始慢慢成熟并觉醒，它开始帮助主人产生性冲动和性意识。在夫妻生活时，也会"推波助澜"，从而有利于性生活的和谐，提高性生活的质量。也就是说，男人的"性致勃勃"和前列腺绝对是密不可分的。

对于受孕，人们大多把功劳给了精子和卵子，这无可厚非。但是，它们的后面还有许多默默无闻的支持者，前列腺就是必不可少的一个。

近年来，随着科学家们对前列腺的深入研究，才逐渐恢复了前列腺的地位和荣誉。实践证明，它内外兼修，具有内、外分泌的双重功能，在性功能活动中有着非常积极且重要的作用。

在医学上，人们为内分泌物起了一个名字，叫做"激素"，内分泌腺又叫"无管腺"，它的主要任务是让分泌物直接与血液发生作用，由血液像河流一样承载着，循环到达全身；而外分泌物是分泌物被像管道一样的腺体直接运输到特定的部位。前列腺对内可以分泌"前列腺素"，它四通八达，对人体的生殖、血管和支气管平滑肌、胃肠道和呼吸系统都起到良好的作用；对外则可以分泌前列腺液，它们是精液的主要成分，每天前列腺都会分泌出2毫升左右的前列腺液，经过排泄管，然后直达尿道。

需要注意的是，前列腺液并不是随着尿液排出体外的，而是融合到精液当中。男性的精液主要成分是精子和精浆，精子只占了很小的一部分，而有着绝对优势的精浆占了95%。前列腺液作为精浆的重要组成部分，占了总量的1/3。正常的前列腺液应为弱碱性，含有许多种酶，颜色呈乳白色，是一种均匀的浆液性液体。当前列腺液随着精囊的分泌物和精宝宝们一起"搬家"，换到新环境时，前列腺液的弱碱性就会为精宝宝们扫除一切"障碍物"，中和女性阴道中的酸性分泌物，让精宝宝有更多生存和活动的空间，从而有机会孕育出新的生命。

除此之外，前列腺分泌的前列腺液还具有抗菌、杀菌的功能，里面所含的锌离子成为了前列腺抵挡外界病菌的卫士，在防止病菌侵害的同时，更可以减少男性尿路感染的发生。

前列腺病变的5个主要类别

从表面上看，前列腺虽然只是一个普通的人体器官，但是稍有不慎，它就会大发脾气，从而使得整个生殖系统乃至排泄系统发生病变。就病变的状态来看，可以把前列腺疾病分为5个类别。

◎ **第一类：前列腺亚健康状态**

人有亚健康状态，前列腺也不例外。前列腺亚健康状态代表着前列腺正处于不健康的状态中，而且预示着即将患上严重的前列腺疾病。它与前列腺疾病仅仅一墙之隔，一不小心就会转化为可怕的疾病。而且，由于前列腺亚健康状态没有比较明显的症状，所以很难让人发觉。在生活中，只有利用实验室检查、影像学检查、病理学检查才能够查出。

◎ **第二类：感染性前列腺炎**

感染性的前列腺炎主要包括急性、慢性细菌性前列腺炎，非特异性前列腺炎，支原体、衣原体前列腺炎，真菌性前列腺炎，病毒性前列腺炎等病种。其产生原因多样而且复杂。

◎ **第三类：非感染性前列腺炎**

与感染性前列腺炎对应的是非感染性前列腺炎。当男性长期纵欲或频繁手淫时，就会导致"慢性非细菌性前列腺炎"，这种前列腺炎症多见于18~25岁的未婚男性。

◎ **第四类：前列腺增生**

前列腺增生主要包括良性的前列腺增生、前列腺肥大等。当患者患有前列腺增生时，前列腺变大，是正常情况的2~4倍。在老年人群中，良性前列腺增生症的发病率明显升高。根据相关资料显示，在 51~60岁的男性中，大约有50％出现病理上的前列腺增生，而到80岁时，约有90％的男性出现前列腺增生。它的发病症状多与排尿有关，如果不及时治疗，会导致急性尿潴留、结石和肾功能不全等并发症，患者甚至会出现生命危险。

前列腺肥大最早出现尿频的情况。随着病情的发展，患者还可能出现排尿无力、尿线变细和尿滴沥、血尿等情况，由于梗阻而引发的并发症会有感染、肾盂积水、血精，甚至是尿毒症。

◎ 第五类：前列腺癌及其他前列腺疾病

这一类主要包括前列腺癌、前列腺结石、前列腺囊肿、前列腺脓肿、前列腺肉芽肿、前列腺肉瘤、前列腺溢液、前列腺钙化等前列腺相关疾病。其中，前列腺癌也是一种老年人常见病，在欧美国家的发病率颇高，在我国的发病率相对较低，不过，近年来已经有迅速增高的趋势。

前列腺结石多生于前列腺泡和腺管，里面藏有大量的细菌，因此成为感染的中心，而且有抑菌效果的抗生素很难介入。

以上这些前列腺疾病不仅会危害到人体的健康，而且还可能成为诸多男士的"难言之隐"，变成难以治愈的顽疾。前列腺疾病就像是多米诺骨牌一样，一旦发病，不仅会出现疼痛、排尿困难等症状，还有可能引起阳痿、勃起功能障碍、早泄、射精功能障碍、性欲异常等性功能障碍，造成泌尿系生殖感染，像尿道炎、包皮龟头炎、睾丸炎、附睾炎、精囊炎、肾盂肾炎等都有可能是前列腺疾病惹的祸。

当出现精液量过少、精液液化时间延长、少精、无精、死精、血精、精子高畸形率、精子活动力低下、睾酮合成障碍、5α还原酶缺失等情况时，还会造成不育。这些由前列腺所引发的性器官疾病，实在是让患者有苦难言，痛不欲生。

前列腺疾病青睐的4类人

随着社会的进步与发展，患前列腺疾病的男性有逐渐增多的趋势，尤其以白领职业的男士和教师居多。许多人都对此非常不解：自己明明好好的，怎么就得上前列腺疾病了呢？

其实，前列腺疾病比较喜欢找上某一类固定的群体，不是没有道理的。前列腺疾病的高发人群主要可以分成以下4类。

◎久坐者：白领职业者、司机

从事白领工作的男性是前列腺炎的高发人群，因为他们的生活不仅缺少锻炼，而且大部分的时间都是在坐着，这正应了我国中医的那句经典而意义颇深的话："久坐必伤身"。

成为都市白领可以说是当今人们十分羡慕的事情，穿西服打领带，每天打扮得"超靓、巨帅"，又可以坐在办公室里，不用在外面风吹日晒。所以，白领绝对是羡煞旁人的好工作。但是，由于白领的工作需要长时间地被"黏"在椅子上，每天"朝九晚五"，甚至有时还需要不停加班，这就导致了他们坐着的时间比睡觉的时间长，吃饭的时间比运动的时间长，于是就在不知不觉间为气脉运行和血液流通受阻埋下了隐患。久而久之，一旦男性的生殖器出现充血的情况，就可能会引发前列腺充血、肿胀、发炎，继而引发前列腺炎，并以迅雷不及掩耳之势侵蚀男性健康。

而司机和另外一些长时间久坐的男士，虽然是坐在软椅或沙发这样舒适的地方，但也并不意味着便无后顾之忧了。当男性的臀部深陷软椅或沙发之中，填充物会将整个臀部包裹起来，这不但不能起到保护作用，而且还会压迫阴囊，使静脉回流变得不畅。这样的话，男士的整个生殖系统血液微循环都会受到阻碍，从而减慢新陈代谢的速度，而代谢产生的各种废物和有害物质就有可能滞留在生殖器中，当前列腺中的"垃圾"越积越多时，疾病自然也就找上门了。

◎ 久站者：男性教师

不只久坐，久站也会损害前列腺的健康，因为长时间的站立会使前列腺的循环变得不正常，长此以往就会诱发前列腺疾病。一些中、青年男教师之所以会成为前列腺疾病所中意的人群，就是因为他们常常要站立授课。面对着繁重的教学任务，白天要上课、备课、管理学生的学习，晚上有时还要陪着学生上自习、批改作业，甚至还要为了公开课做准备、撰写教学论文，除了站就是坐。由于缺少锻炼，就有可能会致使局部微循环不畅通，自然前列腺疾病就来光临了。

◎ 精神高度紧张者：男性股民

炒股票和前列腺疾病似乎是八竿子打不着的事情，表面看起来，两者并没有什么明显的联系。但是，有许多男性股民都成为前列腺病患，这是何故呢？

热衷炒股的人大多会守在电脑前盯着股票的走势，有时候即使自己有了尿意也会忍住不去，精神更是高度紧张，为股票的涨跌而患得患失，忽喜忽悲。这样不仅会影响自身的健康，而且会成为引发前列腺疾病的导火索。

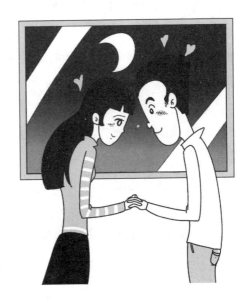

◎个人习惯不良者：频繁手淫、性宣泄不规律的男性

前面已经说过，前列腺关

系到男人的"性福"，因为它的成熟会使男性性意识有所觉醒，并产生冲动。这是正常的，但是一些人如果频繁进行手淫或性生活频繁、性宣泄缺乏规律，不仅会对身体造成不利的影响，也会使前列腺疲劳而产生病态。

专家小贴士

前列腺之所以会成为男人的生命"腺"，是由于它与内外分泌、男人的生理有着不能割舍的关系。只有认识它的结构、病症和易发病人群，只有对它充分的了解，才能更有把握减少疾病的发生。

前列腺感染的3种主要途径

许多人当知道自己得了前列腺疾病时，会感到非常莫名其妙：为什么明明好好的，前列腺就出了毛病呢？也许明白了前列腺的感染途径之后，你就会有一个明确的答案了。

◎感染途径1：都是尿道惹的祸

前列腺的邻居尿道由于可以接触到外面，接触细菌的机会也就大大增加，所以从尿道直接蔓延开来的感染途径极为常见。从尿道口进入的细菌，大肆进军，侵入尿道后由前列腺导管到达前列腺体，从而成为引发急性或者慢性前列腺炎的元凶。

尤其要注意淋菌性尿道炎、淋病，虽然前列腺疾病并不是性病，但是它们都是引发前列腺疾病的帮凶。此外，前列腺增生或存在结石有可能会使前列腺部尿道发生变形、扭曲、充血和排尿不畅，导致免疫能力下降，引发前列腺炎。导尿或者尿道器械检查也有机会将细菌带入尿道，造成前列腺感染。

所以，当尿道出现问题时，它的邻居前列腺可会跟着遭殃，引发疾病。

◎感染途径2：血液循环带来的感染

血液流经整个人体，这种循环在为身体输送养分的同时也会运载感染灶的致病菌。当患有皮肤、扁桃体、龋齿、呼吸道或者肠道感染时，细菌都可以借助血液到达前列腺。

◎感染途径3：淋巴带来的感染

在平时，淋巴感染途径并不多见。当直肠、结肠、膀胱、尿道等产生炎症时，会利用淋巴管道变成感染的途径。

 辨证分型，前列腺疾病6种类型与治疗原则

我国中医将前列腺疾病辨证分型，主要有6种类型。

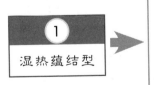

这类型的患者症见小便点滴不通，或尿量极少，伴有短赤灼热，欲解不利，小腹胀满，口苦口黏，或口渴不欲饮，或大便不畅，舌质红苔根黄腻。

治疗上宜清热利湿，通利小便。

2 肝肾阴虚型

这类型的患者症见尿道口常有白浊，会阴坠胀，腰膝酸软，潮热盗汗，舌红少苔，脉细数。

治疗上宜滋阴降火，益肾固精。

3 肾阳不足型

肾阳不足的患者症见小便不通或点滴不爽，排出无力，面色㿠白，神气怯弱，畏寒肢冷，腰膝酸软，舌质淡苔薄白，脉沉细而尺弱。

治疗上宜温阳益气，补肾利尿。

4 脾虚湿盛型

这个类型的患者会小便流浊，面色不华，肢体困倦，不思饮食，舌淡苔白，脉虚。

治疗上宜健脾利湿。

5 肝气郁滞型

此类型的患者多情志抑郁，或多烦善怒，小便不通或通而不畅，胁腹胀满，舌红苔薄白或薄黄，脉弦。

治疗上宜疏调气机，通利小便。

6 气滞血淤型

这种类型的患者会小便涩滞，会阴及小腹下坠胀痛，前列腺肿大坚硬，舌紫暗，脉弦涩。

治疗上宜活血化瘀，行气通络。

青壮年患前列腺增生的特点

由于对前列腺疾病缺少认知，青壮年在患前列腺增生时往往不知所措，面对突如其来的打击，他们常常难以承受。

在前列腺增生发病初期，其症状多表现为尿频、尿急、排尿踌躇、排尿费力、尿不尽等，这些症状与慢性前列腺炎非常相似，所以经常会被误诊为是慢性前列腺炎。再加上年龄也是导致误诊的一个重要因素，前列腺增生多被认为是中老年人群易得的疾病，在主观上和客观上都会误导患者及医务人员，因此容易被误诊是前列腺炎。

当青壮年经常出现莫名头昏、情绪烦躁、焦虑、记忆力及性功能有所减退等情况时，要注意是不是前列腺增生症。时值青壮年的患者，更容易因为出现了排尿困难等一系列的症状而严重影响到正常生活和工作，精神心理如果不能及时调整，非常容易出现精神心理障碍，担心自己"早衰"，更加自卑、自闭。

青壮年罹患前列腺增生症后，要求解除病痛的愿望强烈，会积极主动地配合治疗，但又对手术及其可能产生的并发症有很深的顾虑，担心影响日后的人生。所以在手术前，要做好详尽准备的同时，还要认真做好青壮年病患的心理疏导工作，尽可能地打消患者对手术的顾虑。

对青壮年前列腺增生症的治疗可以使用开放性手术或经尿道手术，其疗效都是可靠可行的。但是在手术治疗时，要注意尽可能做到彻底切除腺体，防止残存的腺体成为日后增生复发或癌变的导火索。

 ## 前列腺增生患者要提防尿中毒

提起尿中毒，许多人常把它和尿毒症画上等号，因此而惧怕不已。为什么前列腺增生患者需要提防尿中毒呢？

当前列腺增生症从初期发展到中期，膀胱内的尿液不能完全被排出，会出现一些残余的尿液。如果患者恰逢过度疲劳、受寒或饮酒，就会促使尿道黏膜水肿，使梗阻更加严重，发生急性尿潴留。到了晚期，尿道已经"水泄不通"，膀胱代偿功能紊乱，不断残余的尿液，超过200毫升这一标准时，可以在患者的小腹部摸到包块。残余尿越积越多，随着膀胱内压的增高而向上积蓄，到达肾脏，两侧肾脏的内压也随之增高，造成积水，不仅会损伤肾功能，更会导致慢性尿中毒。

事实上，前列腺增生症后期所引起的尿中毒，与慢性肾炎所致的尿毒症并不相同，如果能够及时治疗，愈后通常都会比较好。

前列腺增生所造成的尿中毒是由于尿道严重梗阻而引起的，肾脏只是受到不良的影响，但是本身并没有发生器质性的病变，一旦解除了尿道梗阻，肾脏仍然可以恢复泌尿功能，像往常一样正常工作。但是肾炎所导致的尿中毒，是由于肾脏本身遭遇肾炎病变而严重丧失了功能，这种病变尤为可怕，具有不可逆性，只能通过透析治疗或肾移植手术患者才能维持生命。

要有效防治前列腺增生症引起的尿中毒，最简单、经济实惠的一个办法就是及早为患者留置导尿管，及时排出残尿，疏通尿道、膀胱，解除膀胱、尿道"大堵车"的情况，让肾功能及早恢复正常。

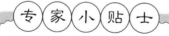

专家小贴士

血精也是前列腺疾病的一种症状。慢性前列腺炎症会导致充血渗出，而当房事过于频繁，造成毛细血管破裂时，前列腺液会带血进入精液，形成血精。

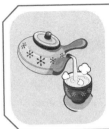

第二节 看症状：

前列腺疾病要"对症入座"

症状1：睾丸、阴茎等隐痛

由于前列腺痛不具有典型性，所以一般都是泛指，它与急性前列腺炎、慢性前列腺炎被一起称为"前列腺炎综合征"。

当身体的会阴部、肛门部、后尿道这些地方发生不适，或是在耻骨上、腹股沟部、腰骶部、睾丸、阴茎等处发生隐痛，股以下膝以上出现不同程度的反射性疼痛等，都可能是前列腺炎所引起的。

症状2：排尿次数增多

正常成年男子的排尿次数在白天为4～5次，夜间为1次，而患有前列腺疾病的患者通常会在白天排尿6～7次，晚上少则3～4次，多则10余次。夜尿次数明显增多，让病患叫苦不迭。

当发生增生的前列腺梗阻尿道时，患者每次的排尿都不会畅快淋漓，膀胱内也经常会有残留的尿液，使膀胱的容量变小。于是，病患总会感觉想上厕所，但是尿量又不是很多。现在医学研究表明，尿频是前列腺肥大患者最常见的症状，也是最难治愈的症状。

症状3：排尿难

当尿量不是很多的时候，问题又来了。

有的患者发现，自己在苦苦等待着，但是尿液却是"千呼万唤始出来"，不仅时间长，而且即使尿液出来了，也像缓缓的小溪流一样，失去了往日"一泻千里"的广阔奔放；而严重的患者排尿时，甚至像一个坏了的水龙头，尿液一滴一滴地往外流，即使自己费了很大力气憋气，也于事无补，毫无起色。

 症状4：尿急、恶寒等

当前列腺发生异常情况时，有时也会让憋尿肌更加兴奋。它的兴奋可不是好事，因为这会带给前列腺病患尿频、尿急、尿痛等一系列问题。这种情况多出现在前列腺增生、前列腺肿瘤和慢性前列腺炎患者的身上。急性前列腺炎的患者同时还会出现发热、恶寒、全身乏力等症状。

 症状5：膀胱胀满、排尿难

所谓尿潴留，是指膀胱已经蓄满了尿液，明明已经达到饱和状态，却无法正常排出的情况。尿潴留可以分为急性尿潴留和慢性尿潴留两种。

急性尿潴留的发病常常让人措手不及，膀胱胀满，小腹也随之鼓了起来，但是却尿不出来。用手按压小腹的时候会产生尿意，但是仍然无法排出。其实，急性尿潴留虽然发病突然，但是它的形成却是经过前列腺好一段时间的酝酿的，当排尿不尽在膀胱内留有残余的尿液时，随着尿路梗阻日益严重，这些余尿会越积越多，本身就是一大隐患，加之受凉、饮酒、过度劳累等因素，前列腺会突然间充血肿胀，导致急性尿潴留，如果不能及时诊治，采取有效措施排尿，膨胀的膀胱会带给患者极大的痛苦。值得注意的是，急性前列腺炎、前列腺增生急性发作和前列腺脓肿都有可能引起急性尿潴留。相比之下，慢性尿潴留则来得比较缓慢，但是相对的治愈时间也会比较长，患有急性前列腺炎脓肿形成、前列腺增生和前列腺癌的患者容易罹患慢性尿潴留。

 ## 症状6：假性尿失禁

为什么有的前列腺病患者常常会尿裤子，出现小便失禁的情况呢？其实，这只是一种假性尿失禁，也叫充溢性尿失禁，是指患者失去了控制排尿的能力，尿液会完全不自主地随时流出。当患者患有前列腺增生症、前列腺癌等前列腺疾病时，会引起下尿路发生梗阻，久而久之出现的慢性尿潴留会导致膀胱装满了尿液，患者自己却控制不了排泄，尿液才会被迫外溢。

 ## 症状7：尿液异常

前列腺疾病还会使尿液的状态发生改变，主要表现为血尿、细菌尿和脓尿。

前列腺疾病所引起的血尿主要为终末血尿，所说的终末血尿是指尿液中最后的1/3，可以根据自己的尿量取3个大小相同的杯子，将尿液分成3部分，看最后的那一杯是否为终末血尿，前列腺炎、前列腺增生和前列腺炎肿瘤都会出现终末血尿。

细菌尿和脓尿大多数是由前列腺感染而引起。脓尿是指尿液中含有大量的白细胞。前列腺炎症、脓肿、肿瘤等都会出现脓尿。

前列腺异常的表现还有尿道滴白，滴白在中医上也被称为"白浊"，是在尿道口溢出少量乳白色、水样的分泌物。慢性前列腺炎病患最早出现的征象就是滴白。滴白常在早上出现，在小便结束或排大便的时候，也会非常明显地从尿道口排出白色物。

症状8：精神不振、烦躁焦虑

前列腺不仅能够调节人体生殖系统的平衡，在正常情况下，还能为人体分泌多种活性物质。由于前列腺有内、外分泌两种功能，当它发生炎症后，会导致内分泌失调，引起患者神经衰弱，以致精神发生异常的情况，忧愁烦躁、精神不振、恐惧焦虑，亦可出现失眠多梦、乏力头晕、思维迟钝、记忆力减退等症状。

症状9："性"趣索然、雄风不再

前列腺疾病会导致患者失去"性"趣，产生性功能障碍，包括性欲减退或完全消失、阳痿、早泄、射精时有痛楚、遗精、血精或不育。

这是因为前列腺疾病会引起脊髓的性中枢机能发生紊乱，使性功能不能正常运行。患有慢性前列腺炎后，阴茎无法正常充血、勃起，失去了往日的雄风。而前列腺液也因为细菌或毒素，而影响了精液的质量。

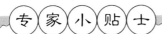

　　正常人一天的尿量在1500毫升左右，如果24小时尿量少于400毫升，或每小时尿量低于17毫升，则为少尿；尿量超过2500毫升为多尿。

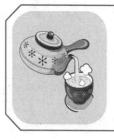

第三节 查病因：

找出前列腺疾病的真凶

病因1：细菌等病原体感染

尽管有研究表明，在前列腺炎疾病中，细菌性前列腺炎只占有很小的比例。但一些学者坚持认为，细菌等病原体感染是绝大多数前列腺炎疾病的诱发原因。一些前列腺病患者在就诊时虽然没有从前列腺液中分离出病原体，也曾经有感染性前列腺炎的经历以及接受过抗菌药物治疗的病史。

各种微生物如细菌、原虫、真菌、病毒等都可成为致前列腺炎的感染源，其中又以细菌为最常见，如淋球菌、非淋球菌等。引起前列腺炎的常见病原体有沙眼衣原体、解脲支原体、滴虫、真菌等。

当细菌的抗原启动了前列腺的炎症后，可能转变成自我维持状态，不具有任何明显的感染征兆。但是，细菌感染所出现的炎症过程已经改变了前列腺腺胞内的环境，使抗原体复合物沉积，自身免疫反应机制启动，并影响到周围组织器官的正常功能等。

病因2：精神紧张、心理压力大

如果神经长期像一根紧绷的线，也会让前列腺受到影响。研究表明，过度的精神焦虑、紧张都是引发前列腺疾病的主要原因。

前列腺疾病的病因繁多而且复杂。在前列腺组织中，分布着一些自主神经，当它们受"紧张"等不良心理因素刺激的时候，腺体会增加分泌量，肌肉不由自主地收缩，并且速度和强度变快，刺激膀胱和尿道，患者就会出现不适与尿频的情况，当不适感积累到一定的程度还会有疼痛感。

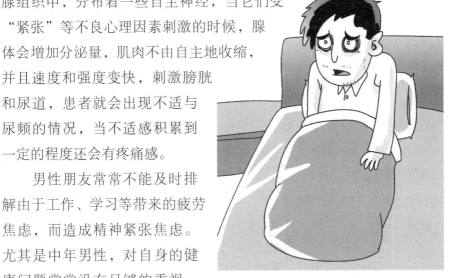

男性朋友常常不能及时排解由于工作、学习等带来的疲劳焦虑，而造成精神紧张焦虑。尤其是中年男性，对自身的健康问题常常没有足够的重视，他们认为自己正当壮年，身体强壮，应该全身心地投入到事业当中。久而久之，身体变成了亚健康状态也毫不自知，直到某些器官发出红色警报，才会如梦初醒，后悔不迭。而且，前列腺疾病所带来的尿频、尿急、尿灼、尿痛这些现象，往往很难引起患者的重视，有的人以为服了药便可"一了百了"，有的人甚至以为自己只是"上火"，过几天就会好了，实际上这些都是危险的前兆。

另外，前列腺疾病治疗周期大多比较长，且容易复发，由于病痛的折磨，给患者的心理上带来了巨大的压力，被其影响心情，甚至对工作、生活都失望灰心的人已经越来越多。因此，那些平时经常精神焦虑、面对巨大压力、紧张、疲劳的男性朋友非常容易受到前列腺疾病的困扰。

 ## 病因3：久坐致血液循环缓慢

前面已经说过，经常久坐是患前列腺疾病的主要原因之一。

这是因为男性久坐会导致会阴部血液循环变得缓慢，会阴和前列腺形成慢性充血、瘀血、局部代谢产物堆积等，造成气血瘀滞，引发尿急、尿频、尿道刺痛和小腹坠痛等症状，更有甚者会出现心烦气躁、失眠多梦、肾功能下降等。

久坐还会引起肥胖。在患前列腺疾病的众多危险因素中，肥胖可以说是最大的潜在危险因素。有医学研究结果表明，通过对正常体重的男性和肥胖男性进行调查，身体肥胖的男性患前列腺癌的可能性比前者要高出一倍。对于那些试图减肥的男性来说，患前列腺癌的风险也会有可能降低。

病因4：食用过多油腻食物

当男性进入中老年时期后，体内的激素水平开始慢慢变得紊乱，从而引起前列腺边缘的非功能细胞发生异常性增生，腺体的体积会因为增长导致的结节性生长而变大，压迫尿道，从而产生尿频和排尿困难。当细胞发生突变时就极容易变成前列腺癌。

现在我们在日常生活中，会过多地食用动物脂肪和油腻性食物，过多食用不饱和脂肪酸，这些都会使患前列腺癌的几率增大，尤其是对于前列腺有病史或不适的人来说，经常吃油腻食物对身体健康十分不利。所以，专家建议前列腺病患者在日常生活中应该多吃蔬菜和水果，少摄入油腻食物和不饱和脂肪酸。

病因5：懒得动、运动少

现代人由于生活忙碌，没有时间和精力进行健身运动，锻炼就成为了一种非常奢侈的活动。而科学合理的健身运动恰恰对前列腺具有很强的保护作用。

在日常疾病的病因中，缺乏运动已经成为了主要病因之一。医学研究表明，人如果不经常运动，则会造成身体血液循环变弱，导致机体组织营养失衡和代谢产物堆积。因此，随着运动量的减少，各种疾病的发病率会逐渐提高，前列腺疾病也是这个道理。

 ## 病因6：吸烟成瘾

统计发现，前列腺疾病患者群中，吸烟者的发病率是不吸烟者的两倍。因烟草中有大量有害物质，可导致人体免疫功能下降，前列腺病患者极有可能会在吸烟时受到有害物质的侵袭，增加患病的可能性。此外，慢性前列腺炎因病程长，易复发，所以治疗相对困难。对吸烟者来说，如果因上述所说自身免疫力受到破坏，就容易引起慢性炎症的急性发作。

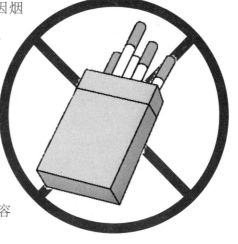

 ## 病因7：性生活不规律

通常，人们认为前列腺疾病多发生在中老年人的身上，殊不知，一些年轻人也会成为前列腺疾病的牺牲品。这令他们非常困惑。为什么前列腺疾病会找上一些年轻人呢？其实，这个问题追根究底，与他们性生活有千丝万缕的关系。如果不懂得节制夫妻生活，或是在性交过程中强行中断，过多的手淫、禁欲等性生活不规律的情况，则会造成前列腺的非正常充血，这种类似于生理强迫式的充血行为，会使得前列腺系统功能紊乱，从而导致可怕的前列腺疾病。

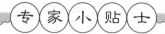

专家小贴士

纵观前列腺疾病的种种病因，一些完全是可以避免的，只是在工作和生活的时候，有的被人们忽略掉了。不妨从增强机体免疫力开始，增强抵抗病原体的能力，多注意精神、饮食方面的调养，只要控制得好，就能做到有效防御前列腺疾病。

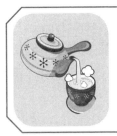

第四节 识危害：
命悬一"腺"的前列腺

 危害1：坐立不安、烦躁不止

前列腺疾病不仅会影响患者的自身健康，更会影响其正常的工作和生活。由于前列腺炎症的刺激，产生前列腺痛等一系列的症状，如腰骶、会阴、睾丸等部位胀痛，尿不净、夜尿频、排尿困难等，这些都会使患者坐立不安、烦躁不止、睡眠不足，既不能专心工作，更难以享受生活。

 危害2：失去"性趣"，"性福"指数降低

前列腺在夫妻生活中占有很重要的位置。健康的前列腺能够激发男性的性冲动，让男性更加兴奋、主动，激情燃烧。而不健康的前列腺则会影响到性功能。长期未能治愈的前列腺疾病，对患者来说本来就是一种巨大的困扰，在性交之后加重症状和不适更像是无情的利刃，直接伤害了患者的内心。阳痿、早泄，让男人逐渐失去"性趣"，"性福"也随之降低指数。

危害3：降低精子活力，易致不育

前列腺疾病会影响到生育问题。精液中含有一定的前列腺液，当前列腺液的成分发生改变时，会影响到前列腺的分泌功能，改变精液的液化时间，精子的活力也会降低，这样就会使男性不育。所以，当患者长期患有慢性炎症的时候，对身心都是一种莫大的考验，对下一代也会造成难以想象的影响。

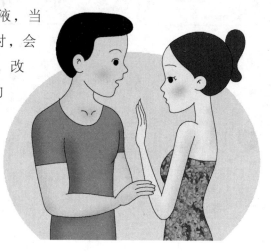

危害4：导致慢性肾炎、尿毒症

当患者对前列腺炎听之任之，任其发展时，会逐步演化到难以收拾的地步。不及时治疗的前列腺炎极有可能会导致前列腺增生，进而影响排尿，损害膀胱的保护膜，残余尿中的细菌滋生，还会使尿路感染如肾盂肾炎等乘虚而入。这时再不彻底治疗，就有可能变成肾炎，发展为可怕的尿毒症。

危害5：引起感染，导致附睾炎等

本来，人体的前列腺中含有一种可以对抗病菌的物质，叫前列腺抗菌因子，它是前列腺的忠实护卫。可是，当患有前列腺炎时，这种抗菌因子也相应减少，因此容易引起感染。由前列腺炎而引起的感染有急性尿潴留、急性精囊炎、附睾炎、输精管炎等，严重时，腹股沟或肾也会出现疼痛的情况。

危害6：传染给伴侣，引起妇科炎症

患前列腺疾病不仅让自己苦不堪言，还有可能会让另一半的健康受到不利的影响。

前列腺炎尤其是由一些特殊病菌感染引起的，如滴虫性前列腺炎、真菌性前列腺炎、淋病性前列腺炎、非淋菌性（衣原体、支原体）前列腺炎等，可以通过性交途径传染给妻子，引起妇科炎症。

危害7：引起肿瘤，前列腺癌风险增加

对于肿瘤和癌症，许多人谈之色变。

早在1985年，美国就提出了病毒可能是引发癌症的病因之一。而现在随着最新研究显示，正常人的前列腺液中含有一种可以抵抗癌症的物质，能够起到抑制肿瘤的积极作用。但是，在患前列腺疾病时，这种对人体有益的抗癌物质大大减少，因此会引起肿瘤，得前列腺癌的风险也随之增加。

前列腺癌在早期并没有十分明显的症状，随着肿瘤不断增加，才会出现像前列腺肥大的梗阻症状，为临床诊治增加了许多困难。当前列腺癌转移到身体其他部位的时候，才会出现明显的症状。

专家小贴士

前列腺通过手术摘除后，大部分人的性功能都能有所恢复，不过，恢复的程度因人而异。除了个别情况之外，一般在手术后，如果进行顺利而且成功完成，通常不会因此而影响患者性功能。

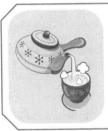

第五节

重预防：怎样防患于未然

给您的前列腺健康打打分

对于前列腺的健康程度，许多人觉得是一个谜。如何知道您的前列腺状态是很好，还是不及格？您的前列腺到底可以打多少分？想知道答案并不难，可以按照国际前列腺症状评分表进行检测。

在过去的一个月中，您有没有出现过以下的的症状？

专 家 小 贴 士

1. 是否经常会产生尿不尽的感觉？

2. 两次排尿时间常常小于2小时？

3. 是否经常有间歇性地排尿？

4 经常感到憋尿很困难？

5. 是否经常有尿线变细？

6 排尿时必须要用力，使劲？

7. 从入睡到早起通常要起来几次排尿？

如果答案是没有，可以记为0分，以五次作为一个标准，五次中少于1次的记为1分；五次中少于半数的记为2分；大约占五次半数的记为3分；超过五次半数的记为4分；如果五次当中次次都出现，记为5分。

总的评分范围是0分到35分，总数为0分代表没有症状出现，而35分则代表症状非常严重。

其中得分在0~7分的人，属于轻度，可以只进行观察。

得分在8~19分的人，属于中度，需要进行一定的治疗。

得分在20~35分的人，属于重度，一定要加以重视，进行积极治疗。

体检对诊断前列腺疾病的价值

对于前列腺疾病的患者来说，体检是一项非常重要的、不可缺少的工作。

前列腺疾病种类繁多，症状也非常明显。不论是青年、壮年还是老年，如果病患没有给予这些充分的重视，就会延误诊断，耽误病情，酿成大祸。而在治疗过程中，也要及时检查，对病情有所了解。许多人由于不了解体检，家人也害怕体检得到不好的结果，加重患者的负担，于是竭力避免体检，实际上这无异于讳疾忌医。体检是为了让自己对病情更有把握，方便医生做出更准确的判断，然后对治疗方案进行调整，加以完善。毕竟，前列腺疾病是会发生转化的，当治疗有了一定的效果，对患者也是一种莫大的欣慰。

对于50岁以上的老年人来说，能够定期检查身体对于自己极为有好处。一些前列腺疾病往往防不胜防，早发现，早治疗。前列腺增生可导致肾脏损害以及前列腺癌，要及时找出端倪可以采取定期验血做直肠指检的方法。每半年或一年到医院做肾功能检查和直肠指诊检查。

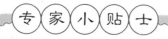

　　对于男性来说，在二十多岁的时候如果患有前列腺炎，很可能是无菌性的，而到中年之后，免疫力下降，前列腺炎的发病率明显增高。过了50岁后前列腺增生成为主要的困扰。

检查，让前列腺疾病无处遁形

虽然前列腺深藏于体内，但是要找到它并不难。常用的前列腺疾病检查项目主要有以下几种。

◎ 直肠指检

由于前列腺靠近直肠的前壁，和肛门的距离也很近，所以通常可以先进行触诊，也叫直肠指检。直肠指检的正确率高达80%，而且操作也很简单。医生戴好橡胶手套后，将食指插入肛门，可以摸到前列腺腺体，知道病患前列腺的形状、大小、质地、有无中央沟、有无结节和有无压痛等，这些都是判断前列腺疾病的重要依据。

当病患可能患有前列腺增生时，前列腺会增大，而且质地较硬，前列腺的表面会变得光滑，中央沟消失。

前列腺脓肿会使前列腺变得肿大而且伴有明显的触痛、灼热感时，感到有波动。如果这时不能排除是急性前列腺炎，不要进行按摩，也不要用尿道器械检查，以免引起菌血症。

当病患出现腺体增大、高低不平、结节硬、中央沟消失等情况，则可能是前列腺癌。如果在前列腺上发现了硬结，不管它具体位于前列腺哪儿，是否突出、规则，都不排除与前列腺癌有关。如能早发现早诊断出前列腺癌，治疗效果会更好。

通过挤压可以得到从尿道口滴出的前列腺分泌液，拿到显微镜下进行观察、生化检查和细菌培养等。

◎ 血液和尿液检查

在实验室的检查中，通常要检查血液、尿液、尿道分泌物培养、前列腺液常规检查和影像学检查。

血常规检查可以看白细胞的变化，白细胞的多少代表着人体免疫力的强弱，白细胞高的人，免疫力高；反之，免疫力低，受到病菌侵犯的危险程度便高。

尿常规检查能了解各种指标。

◎ 超声波检查

直肠指检虽然操作简单，但是可能会令病患感到不舒服，想要简单、无痛苦的检查还可以采取超声波检查的方式，相比之下，体内的超声波更优于体外超声波。它不仅可以发现前列腺是否出现增生、肿瘤，而且图像清晰，结果更准确。

此外，CT检查、前列腺穿刺活体组织检查、尿流率测定、残余尿测定、血液的某些生化检查、X线检查、膀胱镜检查、放射性核素检查等都可以帮助诊断和辅助诊断前列腺疾病。

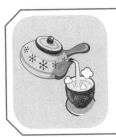

第六节 避误区：

关于前列腺疾病，您有误区吗

误区1：慢性前列腺炎意味着不育

一些人认为慢性前列腺炎会演变成不育，甚至是前列腺癌。其实，这种说法没有丝毫的根据，还会给患者造成不必要的精神负担。通过大量的数据显示，慢性前列腺炎会影响到生育，但是只有一部分会出现这种情况。慢性前列腺炎绝不等于不育。

误区2：前列腺炎和前列腺增生是一回事

常有人认为前列腺炎和前列腺增生是一回事，实际上，两者大不相同。不论是性质、病因还是病理，两者都没有必然的关系。所以，担心慢性前列腺炎会成为前列腺增生症的患者，大可放下心来。

误区3：慢性前列腺炎会传染

在临床上，绝大多数的慢性前列腺炎都难以查出导致病菌，因此被归为"非细菌性前列腺炎"一类。而这一类的慢性前列腺炎，不具有传染性，因此患者不必担心会影响到伴侣的健康。对于那些"非特异性细菌性前列腺炎"患者来说，通常也不具有传染性。所以，夫妻双方对慢性前列腺炎要有正确的认识，不要因惧怕传染而有太多的思想负担。

误区4：前列腺炎和性病画等号

许多人将前列腺炎和性病画等号，认为前列腺炎是性病之类的疾病。其实，这是没有任何根据的。

之所以人们会将前列腺炎当成是性病，多数是因为前列腺炎的发病部位在性器官，并且治疗很难彻底，而且有一些人的确是在不洁的性行为后才发生这些症状。但是，在慢性前列腺炎的病例中，继发于性病的概率不到10%，因此并不能将前列腺炎和性病看成是一回事。

误区5：慢性前列腺炎无药可治

慢性前列腺炎虽然难治，但并非无药可治。

慢性前列腺炎的难治有着一定的客观因素和主观因素。客观上讲，慢性前列腺炎是由前列腺本身的发病机理和解剖位置所造成的。隐藏在盆腔深部的前列腺，还有血液作为屏障，药物冲破防线进入时已经很难保证达到有效的浓度。加之这种疾病尚没有特效药，只能进行综合性的治疗，务必保证在2～3个月的时间里都坚持用药。一些患者症状一有好转就迫不及待停止服用药物，继而再次发病，这样反反复复，才会显得难以治愈。

主观上讲，过度疲劳和饮食不节制等原因都可能加重前列腺的充血，相关症状也会如影随形。但是，这些并不是不能摆脱的。服药后，继发的症状会明显减轻并消失。如果患者能控制不良习惯，坚持治疗，还是有可能彻底和慢性前列腺炎说"再见"。但是如果自己不注意避免那些不良因素，治疗不当，不坚持正确的治疗，在治愈后也不积极预防保健，当然就会"治不好"。

误区6：抗生素是前列腺疾病的救星

许多患有前列腺疾病的患者长期依赖于抗生素。尤其是慢性前列腺炎患者，药物已经成为他们唯一的救星。

这种错误的认识对疾病未必有利，反而会影响治疗。因为引起慢性前列腺炎的因素中，只有一部分是因为病原微生物，大部分都属于无菌性的，如果是选用抗生素治疗，效果势必要受到不良影响。

误区7：白细胞数量不降就没治好

一些前列腺疾病的患者由于对疾病缺少正确的认识，因而过分看重检查前列腺液时的白细胞数量。白细胞高，就如同被判了死刑；白细胞低，就雀跃无比。其实，白细胞不能成为判断慢性前列腺炎病情的唯一和绝对指标，病情是否有所好转，最主要是要看症状有没有消除，看看自己还有没有排尿困难、会阴部隐痛、腰酸背痛这些症状出现。如果只是白细胞有些高，则不必过于紧张担心，可想办法调整自身的免疫力，自然康复的希望就会更大。

误区8：慢性前列腺炎患者不能过性生活

对大多数慢性前列腺炎患者来说，性生活并不会受到影响。但是患者需要注意一些问题：杜绝过度、频繁、不规则的性生活，这样做的原因是防止前列腺经常处于充血状态，加重负担。而且，在射精时，前列腺收缩必然会排出前列腺液，消耗掉大量的体力，不加以节制就会使情况越来越糟。

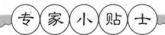

1980年，国外开创了用前列腺支架治疗的先河，率先用螺旋金属支撑管治疗因前列腺肥大而造成的尿潴留。这种方法尤其适用于不能接受手术的高危患者。随着医学科技的不断发展，支架治疗越来越完善，可以安全、永久性地放置。

第二章

 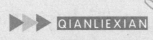

QIANLIEXIAN
JUJIATIAOYANG BAOJIANBAIKE

食养食疗，吃出健康

俗话说"民以食为天"。但是，吃远不是喜欢怎么吃就怎么吃这么简单。就饮食而言，不仅有吃什么的问题，怎么吃也很重要。对于前列腺病患者来说，五谷、水果、素菜、肉食该作何选择，如何才能既享美食，又获健康呢？本章将为前列腺病患者揭示食疗之道、养生之法。哪些食物是他们的最佳选择，平时应该多摄入哪些微量元素、维生素，如何进补才能见到效果？

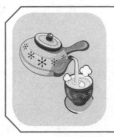

第一节

食疗，听专家如何说

 前列腺病患者的营养需求

对于前列腺病患者而言，蛋白质、脂肪、维生素和微量元素，一个都不能少，但是它们并不是多多益善，怎样吃，吃多少才是真正的合适？

◎ 可以多吃优质蛋白质

什么是优质蛋白质？其实，它主要指禽、蛋、鱼、肉类等动物类蛋白及豆类蛋白。蛋白质中含有多种氨基酸，它们会参与性器官、生殖细胞等人体组织细胞的构成，是人体活动所需要的物质。以精氨酸为例，它是精子生成时必不可少的原料，可以提高性功能并消除疲劳。大豆制品、鱼类都含有较多的精氨酸。

还有一种特殊的蛋白质——酶，它在体内具有催化活性的作用，能加速化学反应，对人体健康有重大的意义。如果体内缺乏了酶，很有可能会出现功能减退的情况，包括性功能的减退，甚至失去生育能力。

◎ 摄入脂肪要适量

由于担心胆固醇过高会导致肥胖症、心脏病等，许多成年男子采取了少摄取的原则。但从维护性功能的角度看，摄入一定量的脂肪是比较合适的做法。因为人体内的性激素主要是由脂肪中的胆固醇转化而来，如果长期食素会令性激素分泌减少，是不利于性功能的。而且，脂肪中含有的必需脂肪酸是一些精子生成的重要原料。适量摄入脂肪，还可以帮助维生素A、维生素E等脂溶性维生素的吸收。

◎ 补充与性功能有关的维生素

众所周知，人体代谢中必不可少的是维生素，有些维生素与性功能有着密切的关系。可是，这些维生素恰恰在人体中只有很少的量或没有储存，常常出现缺乏的情况，要多从食物中摄取。

(1)维生素B_1：可以维持神经系统功能，起到预防和辅助治疗勃起功能障碍、早泄等症状的作用。含维生素B_1丰富的食物有谷类、豆类、酵母、干果、坚果、山芋、马铃薯、动物内脏、瘦肉等。

(2)维生素B_2：是人体细胞中促进氧化还原的重要物质之一，它会参与体内糖、蛋白质、脂肪的代谢。维生素B_2还与人的性生活质量有关。在日常生活中，维生素B_2含量较高的食物，有奶类及其制品、动物肝肾、蛋黄、鳝鱼、胡萝卜、香菇、紫菜、芹菜、橘子、柑、橙等。如果已有症状者，可按时补充维生素B_2片，每日3次，每次服2~10毫克，症状严重者服药时间可延长至症状改善时再停药。

(3)维生素B_6：可促进性激素的分泌，有助于提高人的免疫力。维生素B_6可以预防皮肤癌、膀胱癌、肾结石。男性一天共需要2毫克维生素B_6，它相当于2支大个香蕉的含量。含维生素B_6较多的食物有鸡肉、肝、马铃薯、葵花子、油梨、香蕉、栗子、山芋、葡萄干、菠菜等。

(4)维生素C：主要作用是提高人的免疫力，预防癌症、心脏病、脑卒中、白内障，保护牙齿和牙龈，有助于伤口的愈合，抗气喘，治疗男性不育症，对性功能的维护也有积极作用。另外，坚持按时服用维生素C可延缓衰老的过程。维生素C含量最高的食物有鲜枣、花菜、青辣椒、橙子、葡萄汁、西红柿。每人每天维生素C的最佳用量应为

200～300毫克，最低不少于60微克。半杯新鲜的橙汁便可满足每人每天维生素C的最低用量。另外，每天喝半杯橙汁可预防感冒。吸烟的人更应该多食用维生素C。

(5)维生素A：有预防癌症、保护人的视力、延缓衰老、避免性功能衰退的作用，且对精子的生成和提高精子的活动均具有良好的效果。肝脏、禽蛋、乳制品、鱼、蟹、贝类、甘蓝、菠菜、韭菜、芹菜、胡萝卜、南瓜、甘薯、干辣椒、西红柿等菜类中含维生素A。一个成年男子每天需要食用1000微克维生素A，但是过量食用对身体有害。

(6)维生素E：能增强肾上腺皮质的功能，增加类固醇激素的合成，从而使性激素增加，还能增加睾丸的重量，促进其功能，并具有一定延缓衰老的作用。谷胚、蛋黄、豆类、坚果、植物油、鸡肉、麦胚、麦片、面包、人造油、花生、芝麻中含有维生素E。

◎补充与性功能有关的微量元素

有些矿物质对增强性机能、增加性感等有更重要的作用。

(1)锰：缺锰影响性功能和第二性征的发育，卵巢或睾丸可发生退行性变化。含锰丰富的食物有甜菜、卷心菜、菠菜、坚果、茶叶、咖啡等。

(2)钙：能维持肌肉、神经的正常兴奋性，使肌肉维持一定的紧张度，对预防早泄、勃起功能障碍等有一定的作用。含钙丰富的食物有虾皮、小鱼（连骨）、海带、紫菜、瓜子、牛奶等。

前列腺病患者的知"锌"朋友

前列腺病患者有一个知心朋友，它就是锌。补充锌对前列腺病患者来说，是极有必要的。研究表明，人体锌的缺乏会引精子数量减少、畸形精子增加，以及性功能和生殖功能减退，甚至不育。缺锌的人性功能低下，第二性征发育不全，血浆中的睾酮明显减少，前列腺的结构功能受影响。优质蛋白质特别是动物的肝脏、胰脏、肉类、贝类、牛奶、谷类、豆类富含锌，马铃薯、蔬菜、红糖中也含锌。

我们都知道，锌可以保证男人的性能力，治疗勃起功能障碍，在前列腺液里，唯一提到的化学元素就是锌。这是因为前列腺液里面有一种主要成分是锌的含锌蛋白，它能够像青霉素那样"英勇杀敌"，消灭细菌，细菌少了，疾病自然就不能在人体里为所欲为了。这种含锌蛋白又被人们光荣地成为"前列腺液抗菌因子"。

人们惊奇地发现，那些患有前列腺炎的病患，前列腺液中的锌明显减少。经过治疗后，当前列腺炎症有了好转时，锌才逐渐恢复正常。因此，证明了两者之间有着一定的关系，得出在饮食上要多吃含锌食物的结论。

在海产品和肉类食物中，含有丰富的锌。比如牡蛎、海蟹，还有田螺和黄鳝，都可以作为前列腺病患的菜肴。而像肉类、猪肝等含有蛋白质的食物里也含有较高的锌。黄豆、绿豆、赤豆和坚果类中也有一定的锌。如果需要用药的话，可以饮用补锌口服液，切记要按照医生指导来服用，不可贪多、贪快、为省事而一次服用大量的锌，因为虽然是知心朋友，也不要过量，以免中毒。一般情况下，成人每天摄入量为15毫克。120克的瘦肉中含锌7.5微克。另外，火鸡肉、海产品、大豆中的含锌量也很高。

硒：前列腺病的"生命火种"

　　说起癌症，现代人都是"谈癌色变"，虽然医学日新月异，但是人类目前尚未找到根治癌症的方法。在欧美国家，前列腺癌已经成为仅次于肺癌的致命杀手。随着我国人口老龄化，患前列腺癌的男性在近些年来有所增加，不得不让人提高警惕。而有"抗癌之王"的硒，就是给男性带来希望的"生命的火种"。

　　抗体是人体的忠实卫士，它可以增加人体的免疫力，但是抗体并不是无穷无尽、呼之即来的，它也需要合成的过程，而硒便能够起到促进人体抗体合成的作用，如果人体缺少了硒，会直接导致免疫力下降，引起各种疾病。经过研究发现，癌症和生殖系统等四十多种威胁人类健康和生命的疾病都跟缺硒有关。

　　硒是一种抗氧化剂，当前列腺因氧化而破坏了自由基的时候，就会变成前列腺癌，但是硒可以阻止这种氧化。同时，硒能和铅、镉、汞等重金属发生作用，一旦这些有毒的重金属遇到了硒，就如同遇到了克星，它们无法留在人体内部被肠道吸收，而是统统被排出体外，在不影响正常细胞的前提下，有选择性地抑制了癌细胞的生成，这种特性使硒成为一种良好的天然解毒剂。

　　硒还有一个名字"长寿元素"，它能够延缓衰老。这种神奇的功效是因为它能够和机体的酶融为一体，避免生成自由基，从而使生物膜能够处于稳定、平衡的状态，这样就不会被氧化。

　　通过研究还表明，人体精子的形成也离不开硒。因此，有人还把硒生动地称作"生精元素"。可见，硒这种微量元素对人体来说，作用非常广泛。不过，有利必有弊，营养学家认为，硒对人体有两重性。我们在认识到其优点的同时，还要知道：补充适量的硒对于人体来说是有益的，不可缺少的，但是，如果过了量，则会产生负面影响。

富含硒的食物有很多，而且并不是非常稀少和昂贵。主要有芝麻和小麦胚芽，还有啤酒、酵母、蛋类、动物的肝和肾及海产品中的小虾、大红虾、龙虾、沙丁鱼和金枪鱼等也含有大量的硒，在大蒜、蘑菇、芦笋等蔬菜中所含的硒也较为丰富。

 前列腺病患者饮食禁忌

合理的饮食结构就像是一座大厦，每一层都有它的作用，如果不用心经营，比如饮食习惯不健康、营养结构不均衡，大厦就会坍塌，成为一堆废墟。

这并不是危言耸听。现代人对吃越来越讲究，越来越重视，就是因为人的健康与吃有密不可分的关系。一旦人们没有良好的饮食习惯、摄入的营养不均衡，就会导致身体的抵抗力下降。抵抗力是人们抵挡病菌、有害物质的守护者，它变得弱小，病害就变得强大，前列腺少了保护伞，功能受到影响而下降，便会诱发各种前列腺疾病。所以，前列腺病患的吃，是一项非常重要的功课。

◎ **不偏食，不挑食**

不要认为偏食和挑食是女性的专利。许多男性也会有这样的习惯，不喜欢吃和不爱吃的东西，一口都不会吃，筷子连碰都不碰。对于自己爱吃的食物，如肉或是辛辣的东西则大吃特吃，结果导致营养失去了平衡，缺乏身体所必需的维生素或微量元素，少了这些保护，疾病不找你找谁呢？

实际上，蔬菜、肉类、海鲜、谷物等食物，每一样都有它的优点，只有敞开怀抱，善待每一种食物，不有失偏颇，才会让自己更加健康。而且，挑食和偏食还会影响肠道蠕动功能，造成便秘。便秘不仅会使肠道内容物不能及时排出体外，而且这些废物不断堆积和在排便时过度压迫都会让前列腺局部变得不爽——血液循环不良，各种疾病便乘机入侵。

◎暴饮暴食要不得

不管自己再渴、再饿，也不要暴饮暴食。因为这一时的快乐和满足，却可能带来无穷的危害。

首先是你的胃肠，面对突如其来、排山倒海的食物，它的负担可想而知。虽然人们在饮食时，心理和味觉都会感到无比的满足，可是，真正帮助人们消化吸收食物的主力军是胃肠，并不是说其他器官的感觉不需要重视，作用可以忽略。而是暴饮暴食会直接引发胃肠道疾病，并诱发包括前列腺在内的全身其他系统疾病。所以，比起想大吃特吃的心理、不知满足的嘴巴，是不是更应该从大局来考虑问题呢？

当人们抵挡不住美食的诱惑时，像着魔一样地暴饮暴食，消化功能和全身各系统功能和代谢都遭了殃，发生紊乱，它们需要马不停蹄、加班加点地为你工作，结果元气大伤，昔日的各种营养也都变成了今日的噩梦。可怜的前列腺也难逃厄运。这时的前列腺根本无力抵御各种病原体的侵袭，一有风吹草动就可能会感染。所以，经常暴饮暴食对于男性来说，危害之大，后果更是难以想象。

◎离辛辣远一点

许多人喜欢辛辣的食物，辣可以促进食欲，辣让食物更美味……然而，前列腺病患一定要管住自己的嘴巴，不去碰那些辛辣的食物。

除了辣椒之外，生蒜、大葱、胡椒、芥末等刺激性的食物统统都要避免，因为它们能够引起血管的扩张和器官充血。一些慢性的前列腺病患，本来就需要一个长期的治疗过程，但是由于自己喜欢吃辣的食物，病重时忌口，病轻时就把禁忌抛到一边，这样不仅会前功尽弃，还会使本来有所好转的病症加重，使前列腺组织反复地慢性充血，变得迁延难愈。所以，为了不让慢性前列腺疾病成为长久的痛，一定要痛下决心，坚持不吃辛辣的食物。

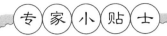

专家小贴士

正常的前列腺液外观是乳白色的液体，比较稀薄，从显微镜下看，几乎布满了卵磷脂小体，只有少量的上皮细胞，偶然能见到红细胞，在老年人的前列腺液中能看到淀粉样体。

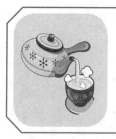

第二节

五谷杂粮，多吃多健康

粳米——提高人体免疫力

粳米就是我们常吃的大米。虽然它里面并没有含过多的蛋白质，但是因为是人们的主食，所以是人们摄入蛋白质的主要源头。在粳米中，有许多氨基酸都是人体必不可少的，还有脂肪、钙、磷、铁及B族维生素等营养成分，粳米能够提高人体的免疫功能。不仅如此，粳米的米糠层分布着粗纤维分子，这些分子是人类的好朋友，可以帮助人的胃肠蠕动，对胃病、便秘和痔疮等都有很好的疗效。所以，对于前列腺病患者来说，粳米不仅可以帮助他们提高免疫力，还能辅助调治前列腺疾病。

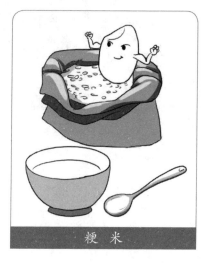

粳米

【食用指导】

中医学认为，粳米味甘淡，其性平和，每日食用，是滋补之物。粳米30~60克，加水适量，煮成稀粥，早晨食。制作米饭时一定要"蒸"，不要"捞"，因为捞饭会损失掉大量维生素。

黄豆——益精髓，润燥消水的"豆中之王"

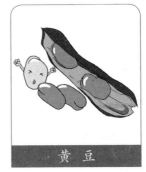

黄豆

中医学认为，黄豆味甘，性平。能健脾利湿，益血补虚，解毒。吃黄豆有填精髓、增力气、补虚开胃的作用，非常适宜虚弱者食用，常食可以益气养血，健身宁心，下利大肠，润燥，消水解毒。

众所周知，肉类中含有丰富的蛋白质，可是前列腺病患者不能吃太多肉，而且，过多食用肉类，还可能会导致肥胖，增加其他疾病的发病率。对于那些想要补充蛋白质又不能多吃肉的人来说，黄豆和蛋类一起食用是一个很好的办法。

【食用指导】

煎汤，研末，炒食，或磨豆浆，点豆腐、豆花食等。但要注意，食用过多，不易消化，脘腹胀满。

黑豆——补肾益阴，活血利水

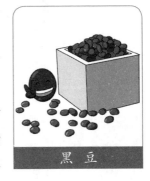

黑豆

黑豆，又名乌豆，性平、味甘，归脾、肾经。前列腺病患者可以用来消肿下气、活血利水，治疗黄疸浮肿、风痹痉挛等。黑豆不仅可以治病，还可以乌发黑发、延年益寿。

现代研究也发现，每100克黑豆中含粗脂肪高达12克以上，检测发现其中含有至少19种脂肪酸，而且不饱和脂肪酸含量竟然高达80%，其中亚油酸含量就占了约55.08%。亚油酸作为不饱和脂肪酸的一种，是人体中十分重要的必须脂肪酸，对胆固醇代谢具有至关重要的调节作用，只有当胆固醇与亚油酸结合时才能在体内转运而进行正常代谢。而当亚油酸缺乏时，胆固醇将与饱和脂肪酸结合并在人体内沉积，导致动脉硬化等发生，引发前列腺疾病，因此，有"血管清道夫"的美誉的亚油酸就成为前列腺病患者的美食。

【食用指导】

黑豆的吃法也有很多种，磨面可蒸成馒头；煮熟可作凉拌菜；炒熟可作零食小吃；打豆浆可作饮料；生芽可作蔬菜，既增加维生素的含量，蛋白质和脂肪也更利于消化。但一定要熟吃，因为在生黑豆中有一种叫抗胰蛋白酶的成分，可影响蛋白质的消化吸收，引起腹泻。

花生——预防肿瘤的"长生果"

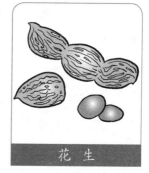

花生

中医学认为，花生性甘、平，入脾、肺经。作为老百姓喜爱的传统食品，在古代就被誉为"长生果"，可以治疗营养不良、脾胃失调，其保健功能和药用价值都不可低估。所以，对于前列腺病患者来说，花生不仅有扶正补虚、悦脾和胃、润肺化痰、滋养调气、利水消肿、止血生乳、清咽止疟的作用，还可以健脾和胃、利肾去水。

此外，对于现代人来说，吃花生还有预防肿瘤的积极作用。在我们平时做菜用的花生油中，有一种生物活性很强的叫白藜芦醇的天然多酚类物质。它是肿瘤疾病的一大克星，这种天然化学剂可以预防肿瘤，降低血小板聚集，而且还能抗衰老，对老年人预防和治疗动脉粥样硬化、心脑血管疾病有着非常的作用。所以，可以肯定地说，食用花生、花生油等相关花生制品将会对我们的健康更有益处。

【食用指导】

将花生连红衣一起与红枣配合使用，既可补虚，又能止血，最宜于身体虚弱的出血患者。在花生的诸多吃法中以炖吃为最佳。这样既避免了招牌营养素的破坏，又具有了不温不火、口感潮润、入口好烂、易于消化的特点，老少皆宜。

花生炒熟或油炸后，性质热燥，不宜多食。

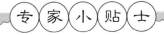

专 家 小 贴 士

抑郁症中，泌尿生殖系统也会出现尿急、尿频、夜尿增多的情况，这些看起来是"前列腺炎"的症状并不是真的出自前列腺炎。所以，患者不要仅仅因为症状便判定自己是否患有前列腺炎。

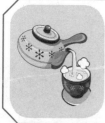

第三节 蔬菜，前列腺病患者土生土长的"良药"

韭菜——响当当的"壮阳草"

在中医里，韭菜有一个很响亮的名字叫"壮阳草"，还有人把韭菜称为"洗肠草"。具健胃、提神、止汗固涩、补肾助阳、固精等功效。对于肾阳不足型前列腺病患者而言，食用韭菜籽对治疗前列腺疾病很有帮助。

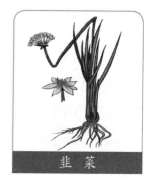

韭菜

初春时节的韭菜品质最佳，晚秋的次之，夏季的最差，有"春食则香，夏食则臭"之说。食疗若用鲜韭汁，则因其辛辣刺激呛口，难以下咽，需用牛奶1杯冲入韭汁20～30克，放白糖调味，方可咽下，胃热炽盛者则不宜多食。

【食用指导】

韭菜可以炒、拌，做配料、做馅等。春节食用有益于肝。隔夜的熟韭菜不宜再吃。韭菜与虾仁配菜，能提供优质蛋白质，同时韭菜中的粗纤维可促进胃肠蠕动，调治前列腺疾病。

芹菜——利水消肿，小便热涩不利

芹菜，属伞形科植物。有水芹、旱芹两种，功能相近，旱芹香气

较浓，又名"香芹"，药用以旱芹为佳，也称
"药芹"。在芹菜中，含有一种利尿的成分，
能够消除体内水钠潴留。适合运动量小、饮水
量少的病患。

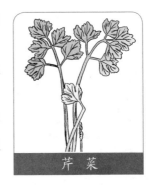

芹菜

对于肥胖的前列腺病患者来说，可以在平
时多吃一些芹菜，不仅可以减肥，还可以利尿
消肿。

【食用指导】

芹菜可炒、拌、炝或做配料，也可作馅心。将西芹先放沸水中焯
烫（焯水后要马上过凉），除了可以使成菜颜色翠绿，还可以减少炒
菜的时间，来减少油脂对蔬菜"入侵"的时间。

一般人群均可食用。脾胃虚寒、肠滑不固者、血压偏低者、婚育
期男士应少吃芹菜，因为芹菜具有杀精功能。

 ## 葵菜——前列腺病患者利尿止痢的"招牌菜"

葵菜又名冬葵，民间称冬苋菜或滑菜。属
锦葵科植物。李时珍说："葵菜，古人种为常
食，今之种者颇少"。王帧《农书》说："葵
为百菜之主，备四时之馔，可防荒俭，可以菹
腊（咸干菜），其根可疗疾"。此菜我国各地
有野生，根、花及种子，均可入药。

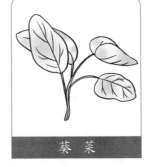

葵菜

葵菜是一种碱性蔬菜，可以帮助体内改变
酸性环境，有利于达到酸碱平衡。前列腺病患者可以多食用葵菜来利
尿止痢。

【食用指导】

葵的食用方法很多，一是用作"芼"，即放在汤里，起使汤

"滑"的作用。二是烹食。《淮南子·说林训》："葵可烹食"。三是腌制成咸菜，即菹。《周礼·天官》"醢人"列举了"七菹"，即七种腌菜，就是韭菹、茆菹、葵菹、箔菹、笋菹、菁菹、芹菹。

荸荠——通淋利尿的"江南人参"

荸荠，古称凫茈，形如马蹄，又像栗子，所以又俗称马蹄、地栗。荸荠皮色紫黑，肉质洁白，味甜多汁，清脆可口，自古有"地下雪梨"之美誉，北方人视之为"江南人参"。荸荠既可作为水果，又可算作蔬菜，是大众喜爱的时令之品。

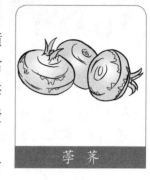

荸荠

在根茎类蔬菜中，荸荠中磷的含量名列前茅。补充磷能满足人体维持生理功能的需要，同时可促进体内的糖类、脂肪、蛋白质的代谢，调节酸碱平衡。对前列腺病患者来说，不仅可以更好地恢复体质，还可以食用荸荠的球茎，有治疗小便不利的作用。

【食用指导】

荸荠经过烹煮后，很容易造成营养元素的流失，所以适合生吃，也可以用来烹调，可制淀粉，还可作中药。荸荠汁1杯，川贝1.5克（研成粉），拌匀服，每天2～3次。既可清热生津，又可补充营养。

但荸荠属于生冷食物，对脾肾虚寒和有血淤的人来说不太适合。

莴苣——通小便，消阴囊肿

莴苣的名称很多，在本草书上称作"千金菜""莴苣"和"石苣"。莴苣中的无机盐、维生素含量都很丰富，营养成分包括蛋白质，

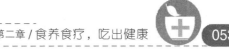

脂肪，糖类，微量元素钙、磷、铁、钾、镁、硅等和食物纤维。食用新鲜莴苣，可以通小便，消阴囊肿。

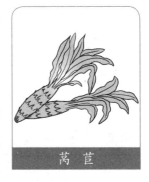

莴苣

不仅如此，前列腺病患者还可以食用莴苣以增进食欲、刺激消化液分泌、促进胃肠蠕动等功能。此外，研究发现，莴苣中含有一种独有的成分，它能够将食物中的致癌物质分解，从而防止癌细胞的形成，也可预防癌症，缓解癌症患者放疗或化疗的反应。

【食用指导】

莴笋的肉质嫩，茎可生食、凉拌、炒食、干制或腌渍。用莴苣子一合，捣成末，加水一碗煮开五次，可以调治阴囊肿。不过，莴苣虽好，不可多食。莴苣中的莴苣生化物对视神经有刺激作用，多食会发生头昏嗜睡的中毒反应，导致夜盲症或诱发其他眼疾。再者，不宜与奶酪、蜂蜜同食。

 ## 冬瓜——小便不利，清热解毒

冬瓜，又叫枕瓜，含较多的维生素C，钾盐含量高，钠盐含量却较低，非常适合高血压、肾脏病、浮肿病等患者食用，可以利尿消肿，同时不伤正气。

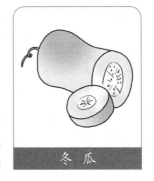

冬瓜

对于为体重而发愁的前列腺病患者来说，食用冬瓜正好可以一举两得，既可以利尿又可以减肥。冬瓜中含有丙醇二酸，可以阻止摄入的糖类转化为脂肪，而且冬瓜中不含脂肪，食用后不会增加过多热量，想减肥的人可以放心大胆地食用。

【食用指导】

冬瓜可以煎汤，煨食，做药膳，捣汁饮；或用生冬瓜外敷。冬瓜是一种解热利尿比较理想的日常食物，连皮一起煮汤，效果更明显。

冬瓜性寒凉，脾胃虚寒易泄泻者慎用，久病与阳虚肢冷者忌食。

花椰菜——"天赐的良药"

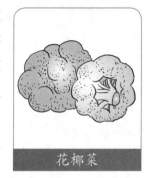

花椰菜

花椰菜又名花菜、椰花菜、甘蓝花、洋花菜、西兰花，对于前列腺癌的预防有十分显著的效果。经过研究发现，那些经常食用花椰菜的男性和很少吃花椰菜的男性相比，患侵略性前列腺癌的风险更小。

花椰菜里面含有丰富的维生素C，而且热量较少。所以，其具有利尿通便、提高免疫力、防癌抗癌的作用，对男性来说，是一种"天赐的良药"。

【食用指导】

在暑热之际，口干渴、小便呈金黄色，大便硬实或不畅通时，用花椰菜30克煎汤，频频饮服，有清热解渴、利尿通便之功效。

花椰菜中容易生菜虫，常有残留的农药，在吃之前，将菜花放在盐水里浸泡几分钟，菜虫就跑出来了，还能去除残留农药。吃的时候要多嚼几次，这样才更有利于营养的吸收。

大葱——前列腺病患者"无葱不成菜"

中医学认为，大葱味辛，性微温，具有发表通阳、解毒调味的作用。主要用于二便不利、风寒感冒等。大葱可以壮阳起性。食用大葱

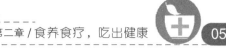

可以促进性腺的活动。在世界上许多地方都有利用葱来增强性欲的方法。葱对汗腺刺激作用较强，前列腺病患者如果伴有性功能障碍可以在平时多吃些大葱。

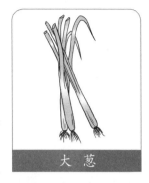

大葱

在我们民间流传着"无葱不成菜"的说法。葱既是一种历史悠久的蔬菜，又可以作为一种调味品。它可以和荤菜搭配食用，去除腥膻，还可以和素菜搭配，增加菜肴的香味。通常人们主要食用的是葱白和嫩叶，而将葱根用于药用。

【食用指导】

每天食用葱，对身体有益。葱可生吃，也可凉拌当小菜食用，作为调料，多用于荤、腥、膻以及其他有异味的菜肴、汤羹中，对没有异味的菜肴、汤羹也起增味增香作用。根据主料的不同，可切成葱段和葱末掺和使用，均不宜煎、炸过久。

患有胃肠道疾病特别是溃疡病的人不宜多食，有腋臭的人在夏季应慎食，表虚、多汗者也应忌食，过多食用葱还会损伤视力。

洋葱——前列腺病患者餐桌上的"老朋友"

中医学认为，洋葱性温，味辛甘。有祛痰、利尿、健胃润肠、解毒杀虫等功能。经研究显示，洋葱含有前列腺素，并具有防病、治病的奇异功能。

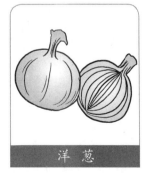

洋葱

此外，洋葱对前列腺病患者体质综合恢复也有很好的作用。现代研究显示，洋葱中含糖类、蛋白质及各种无机盐、维生素等营养成分对机体代谢起一定作用，较好地调节神经，增长记忆，其挥发成分亦有较强的刺激食欲、帮助消化、促进吸收等功能。所含二烯丙基二硫化物及蒜氨酸等，也可降低血中胆固醇和甘油三酯含量，从而可起到防止血管硬化作用。

【食用指导】

夏季采收。用时撕去外面干燥或损坏的鳞片，洗净。捣汁饮，炒菜吃等。食用时，以有一定辛辣味为宜，不应加热过久。

肺胃有热及阴虚、目昏者慎服。

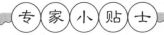

专家小贴士

40岁是预防前列腺增生的关键时期。当男子进入40岁之后，身体情况逐渐开始滑坡，而前列腺组织却因此变得比上皮组织还要活跃。所以，要在这个年龄层增加预防前列腺增生的知识。

第四节 荤菜：前列腺病患者科学进补好得快

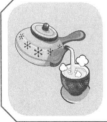

海参——温补功效可敌人参

说起人参，即使不了解它的人也略知一二：人参是一种名贵的药材，有滋补的功效。而在神奇的海洋，有一种可以与人参相媲美的珍贵食材，它就是海参。

我国中医认为，海参和人参一样，都是延年益寿的佳品。食用海参可以养血补气、补肾益精、滋阴润燥、有效抵御癌症，并且对治疗

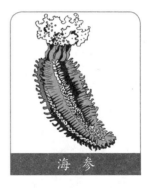

海参

前列腺疾病、精血亏损、虚劳、梦遗、小便频数、便秘、神经衰弱、癫痫、腹腔积液等症有奇效。而现代医学已经证实，海参的食疗作用享誉古今中外，尤其是对老年前列腺疾病的治疗有卓著的功效，对肥大、增生的前列腺炎症会产生改变和对抗作用。刺海参中的刺参皂苷和刺参脂质是其非常重要的营养成分，它们与包裹前列腺被膜的脂质成分可以归为同一类，相似的分子结构有利于互相融合、渗透，从而与前列腺组织产生积极的影响。另外，海参中含有微量元素锌，而锌这种元素对男性来说格外重要。因而，食用海参能够防治前列腺炎和尿路感染。

【食用指导】

将海参以40℃温水泡软后，剪开参体，除去内脏，洗净，再用开水煮30分钟左右，取出后用凉水浸泡至软，宜反复冲洗并更换凉水，注意不要沾油腥。海参泡发好之后，切成小块。可以加海参、羊肉、粳米煮粥。食用时，可调入食盐或根据个人口味加入胡椒粉、葱花等即可。

饮食禁忌：海参最好不要与醋、酸味水果等一同进食。

甲鱼——用途广泛的滋补佳品

甲鱼是一种人们喜爱的滋补佳肴，它的营养极为丰富，药用食疗价值非常高。传统中医认为，甲鱼有"补虚劳，壮阳气，大补阴之不足"的功效，适合那些肝肾阴虚引起的早泄、滑精、前列腺增生患者食用。由于甲鱼具有养阴清热、平肝息风、软坚散结、凉血活血的功能，可以治疗久疟、久痢、崩漏带下、贫血及

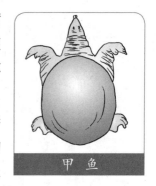

甲鱼

肝硬化。而现代医学研究发现，甲鱼肉及其提取物能有效地预防和抑制肝癌、胃癌、急性淋巴性白血病，并用于预防和辅助治疗因放疗、化疗引起的虚弱、贫血、白细胞减少等症。

【食用指导】

选活甲鱼1只，剖开洗净后，保留完整甲壳，将30克的泽兰切成段放入腹内，在沙锅里加2000毫升水，大火煮沸时去掉浮沫，加料酒、食盐，然后用小火煲，使甲壳能被轻拨脱落，到肉烂熟为宜。吃的时候去除泽兰，在汤中放上葱花、芝麻油，食用的时候连肉带汤。

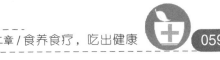

 ## 鳝鱼——温阳健脾，滋补肝肾

在淡水鱼中，鳝鱼深受人们的喜爱，不仅因其味道鲜美、营养丰富，而且还因为其具有较高的药用价值。

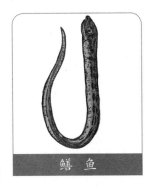

鳝鱼又叫黄鳝。很多中医典籍中都记载了鳝鱼的药用价值。其性温、味甘，能补虚损、滋补肝肾、壮阳、通经脉、除风湿、强筋骨、调补虚劳，主治前列腺疾病、阳痿、腰痛、腰膝酸软。长期食用对前列腺疾病中阳虚型引起的早泄有显著的效果。

民间流传着"夏吃一条鳝，冬吃一枝参"的说法，可见鳝鱼在人们心中的地位之高。

根据现代营养学研究结果显示，鳝鱼肉对中老年人来说是一种难能可贵的营养补品，它含有丰富的蛋白质、脂肪，还含有磷、钙、铁、多种维生素等，高蛋白、低脂肪的特点对中老年人进补极为有益。

【食用指导】

内服：煮食，100～250克；或捣肉为丸；或研末。外用：适量，剖片敷贴。

食用禁忌：虚热及外感病患者慎服。

 ## 对虾——益气滋阳，养血固精

对虾是我国的特产，位列"八大海珍品"之一。因为个体比较大，而且常是成对出售，所以被称为"对虾"。其味道鲜美，营养价值高。传统的中医理论认为，对虾能够壮阳益肾、养血固精、化痰开胃、补精、通乳。久病体虚、气短乏力、不思饮食的人，都可将其作为滋补食品。食用对虾对前列腺疾病和性功能减退有良效。

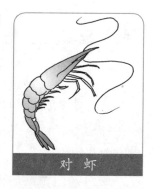

对　虾

现代中医营养学认为，经常吃虾，可以强身壮体。因为虾中脂肪、微量元素（磷、锌、钙、铁等）和氨基酸含量丰富，有助于补肾壮阳。

【食用指导】

鲜虾剪去须足，挑肠洗净，放入滚水中并加入葱、姜及酒，虾烫熟后捞出，以芫荽装饰。宿疾者、正值上火之时不宜食虾；体质过敏，如患过敏性鼻炎、支气管炎、反复发作性过敏性皮炎的老年人不宜吃虾；另外虾为动风发物，患有皮肤疥癣者忌食。虾忌与葡萄、石榴、山楂、柿子等同食，与这些水果同吃至少应间隔2小时。

泥鳅——补中益气，益肾补阳

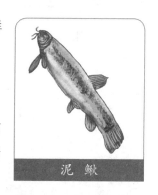

泥鳅

有"水中人参"美称的泥鳅，肉质细嫩鲜美，口感爽滑，而且还具有滋补的功效。

李时珍在《本草纲目》中介绍泥鳅时说："泥鳅甘平无毒，能暖中益气，治消渴饮水，阳事不起"。也就是说，甘平无毒的泥鳅具有补中益气、助阳利尿、消肿、解酒之效，对肾阳虚型前列腺疾病有一定的治疗作用。

现代医学认为，泥鳅含有的蛋白质、脂肪、糖类、多种维生素和钙、磷、铁等微量元素，都是人体必需的多种营养成分，而且这些含量比一般的鱼类都要高。

在加工食用泥鳅前，可以先把泥鳅放在一个装有清水的水盆里，让它吐净泥沙，这样就可以轻松排除泥鳅体内的"脏物"了。

【食用指导】

取适量泥鳅放在清水中，滴入几滴植物油，每天除去污水，换入清水，待它排去肠内泥水污物后洗净入锅，文火烘干，研末备用。服时每次取5克，温开水送下，一月3次。

泥鳅不宜与狗肉同食，阴虚火盛者忌食。

鹿肉——补益肾气雄居肉类之首

鹿全身都是宝，鹿的茸、肉、肾、尾、筋、血、骨、皮等均可食用。早在汉代，就已经把鹿肉看成是皇室御用补品和菜肴。对患有前列腺增生的患者来说，鹿肉既是美味，又是温补的首选。

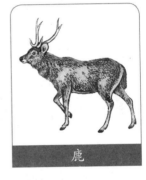

鹿

鹿肉味甘，性温，入脾、肾经，是中药中的壮阳极品，有补五脏、调血脉、壮阳益精、暖腰脊等作用。可以补脾益气、温肾壮阳的鹿肉，非常适合前列腺增生患者食用，可有效改善小便点滴不利、肢冷畏寒的情况。

【食用指导】

鹿肉120克，切块，杜仲12克。加水煎煮，煮至肉熟透，稍加食盐、胡椒调味。饮汤食肉。

鹿肉不宜与雉鸡、鱼虾、蒲白同食，癌症患者不宜食用。

麻雀肉——小麻雀，大作用

麻雀肉，为文鸟科动物麻雀的肉。性温，味甘。入肾经。据《食物秘方》记载，雀肉能"补五脏，益精髓，暖腰膝，起阳道，缩小便"。

肾阳不足的前列腺病患者最宜食用麻雀肉，这是因为麻雀肉所含的蛋白质、脂肪、糖类、无机盐及维生素B_1、维生素B_2等非常有利于治疗由肾阳虚所致的前列腺增生、勃起功能障碍、肾虚腰痛、小便频数。

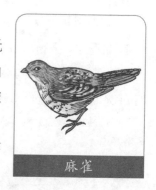

麻雀

食用麻雀肉时，为了能充分发挥其温阳作用，可以采用煨食或煎汤的方式。

【食用指导】

内服：煨食、熬膏、煅存性研末或为丸，或红烧当菜食用。

感冒发热、便秘尿赤者均忌用。此外，麻雀肉不能与白术、李子同食。

 ## 羊肉——肾虚腰痛，阳痿精衰的"克星"

肾阳不足型的前列腺病患者还可以食用羊肉。羊肉是流传于民间的一种深受喜爱的壮阳滋补食物。

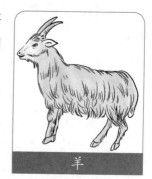

羊

对于羊肉，我们的祖先早已开始着手研究，生活在1800年前的医圣张仲景，已经把羊肉作为一种绝佳的食材，写入《金匮要略》中。在《本草拾遗》里，其他肉类温补、强身和壮体的功效均不敌羊肉。现代营养学证实，营养丰富的羊肉，含有微量的性激素，从而起到壮阳的作用。

【食用指导】

羊肉的做法有很多，可以清炖、焖煮、煨汤，当归生姜羊肉汤、苁蓉羊肉粥、附片枸杞炖羊肉、萝卜羊肉汤，不仅十分美味，而且都

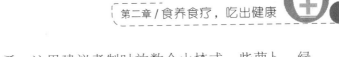

是可以壮阳益肾的佳肴。这里建议煮制时放数个山楂或一些萝卜、绿豆，炒制时放些葱、姜、孜然等作料可去膻味。

吃涮肉时务必涮透。夏秋季节气候燥热，不宜吃羊肉。外感病邪和素体有热者不宜。

 ## 狗肉——补肾益精，温补壮阳

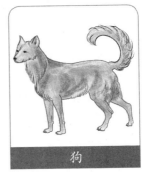

狗

对于尿溺不尽、四肢厥冷、精神不振等症状的前列腺病患者来说，可以多吃一些狗肉。

味道醇厚的狗肉，在一些地方又被叫做"香肉"。含有钾、钙、磷、钠及多种维生素和氨基酸的狗肉非常适合在冬天进补时食用。《本草纲目》对狗肉的介绍是："狗肉能滋补血气，专走脾肾二经而瞬时暖胃祛寒'补肾壮阳'，服之能使气血溢沛，百脉沸腾"。充分证明狗肉有补中益气、补肾益精、温补壮阳的功效。

【食用指导】

狗肉一般用炒、爆、烧、炖、卤等烹调方法。烹调前须经浸泡或腌渍，必须将其煮熟方可食用。狗肉适合于烧、炖、煮、煨、焖等长时间加热的烹调方法，也可以用烟熏、腌腊的方法把狗肉制成半成品。狗肉用白酒、姜片反复揉搓，再用稀释的白酒泡1～2小时，清水冲洗后入热油锅微炸再烹调可有效降低其腥味。

不宜与鲤鱼同时食用，同食可产生不利于人体的物质；不宜与大蒜同时食用，同食刺激肠胃黏膜；忌绿豆，同食会中毒；狗肉忌与黄鳝同食。

鹌鹑肉——可补五脏，益中续气

"要吃飞禽，首数鹌鹑。"早在春秋时期，鹌鹑就已经成为人们馈赠的佳品。肉嫩味香、营养丰富的鹌鹑可以补益强壮，辅助治疗疾病。因其营养价值和药用价值被形象地称为"动物人参"。对男性前列腺疾病，早泄有很好的疗效。

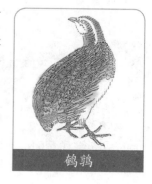

鹌鹑

【食用指导】

用于炸、炒、烤、焖、煎汤等烹调方法，如"香酥鹌鹑"、"芙蓉鹑丁"、"烤鹌鹑"等；或做补益药膳主料。

鹌鹑肉不宜与猪肉、猪肝、蘑菇、木耳同食。

鸽子肉——补肝壮肾，益气补血

肾阳不足型前列腺病患者还可以选择鸽肉进补。

在古代就有"一鸽胜九鸡"的说法。鸽子营养价值极高，易于消化，其可以助阳强身，肾气补益，非常适合体虚病弱者、术后患者、老年人及儿童食用，尤其适合性功能低下、前列腺增生属肾阳虚衰者食用。

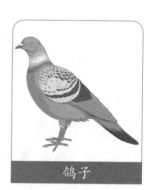

鸽子

【食用指导】

鸽肉鲜嫩味美，可做粥，可炖、可烤、炸、烤，可做小吃等，而清蒸或煲汤能最大限度地保存鸽子肉的营养成分。

猪肾——滋肾利水，补肾强身

猪肾又被称为"猪腰子"，在民间常用来辅助治疗肾病和前列腺疾病。

中医理论认为食用猪肾可以滋肾利水、补肾强身，因此可用于治疗肾虚型慢性前列腺病、水肿、肾虚腰痛等症。对老年人前列腺增生伴肾虚耳聋的患者尤为适合，可以间隔食用。现代医学研究发现，猪肾含有丰富的锌，因此食用猪肾对前列腺非常有帮助。

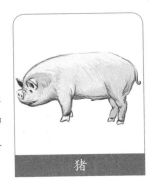

猪

【食用指导】

破开，去筋膜，洗净用。内服：煮食或煎汤。

 ## 牡蛎——海洋中的"牛奶"

牡蛎含有丰富的锌、铁、磷、钙元素及优质蛋白质、糖类和多种维生素，又被叫做蚝、海蛎子，人们将其看成是上帝的恩赐。

经常食用牡蛎不仅可以让男性提高性功能，提升精子的质量，而且对前列腺增生、男性遗精、虚劳乏损、肾虚勃起功能障碍等均有较好的效果。传统中医认为，牡蛎可作为一种潜阳固涩、软坚散结的药物，用于治疗自汗盗汗、遗精、胃痛泛酸、瘰疬痰核、癥瘕痞块等症。

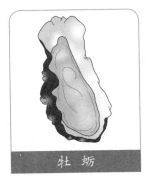

牡蛎

【食用指导】

生牡蛎：洗净、晒干，碾碎用。

用药禁忌：多服久服，易引起便秘和消化不良，易出血者禁服。

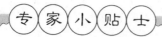

专家小贴士

　　在采集前列腺液进行检查时，需要在三天到一周之前禁欲，主要是因为在排精时，兴奋的情绪会导致前列腺液中的白细胞计数升高，影响到自身的诊断。不过，如果禁欲超过了一周，也会使前列腺的白细胞积聚，形成假象，误以为是炎症。

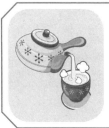

第五节 瓜果饮品，
前列腺病患者的零食

苹果——日食一苹果，疾病远离我

锌是前列腺的好朋友，可以帮助前列腺抵抗病菌、对抗炎症。可是，在慢性前列腺炎患者的前列腺液内发现，锌的含量比正常人明显降低，只有前列腺炎症消失时，锌的含量才恢复到正常的水平。

可是该如何科学地补锌呢？只靠服用含锌的药物吗？但是，这种治疗方法保险吗？有没有副作用？

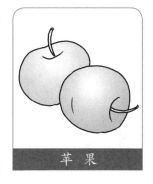

苹果

对患者来说，长期服用含锌的药物未必是最好的选择，药物剂量的大小也是一个问题。为补锌而发愁的患者不妨尝试吃苹果来辅助前列腺疾病的治疗。

在日常有"日食一苹果，疾病远离我"的说法。而想补锌的人来说，吃苹果既有利于人体的消化、吸收和利用，又不会给人体带来不良反应，安全可靠，效果强于吃药。

【食用指导】

对于慢性前列腺炎患者来说，每天只要吃2～3个苹果，就可获得充足的锌元素，从而帮助治疗前列腺炎，并防止复发。为了让苹果更易于消化吸收，中老年前列腺增生并伴有性功能障碍的患者，可以在平时多饮用苹果汁。

西瓜——利尿之宝

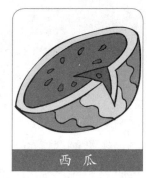

西瓜

许多前列腺病患者因为小便不利而减少喝水、排尿，实际上这是对身体不利的。解决小便不利的方法不在于减少小便的次数，而是如何利尿。多吃利尿的食物，西瓜就是一个不错的选择。

西瓜为一年生蔓性草本植物。瓜瓤脆嫩，味甜多汁，西瓜清热解暑，对治疗膀胱炎、前列腺病症有辅助疗效。果皮可凉拌、腌渍、制蜜饯、果酱和饲料。在炎热的夏季，吃西瓜不仅可以清热去暑，还能生津、止渴、利尿。甜爽的西瓜不仅能去除盛夏给病患带来的烦躁，还能让排尿变得更加顺畅。

【食用指导】

西瓜可直接切开生吃，做水果粥的时候放进去煮着吃，将西瓜皮切丝炒着吃，用榨汁机榨汁喝。

食用禁忌：吃太多西瓜会冲淡胃里的胃酸，引致胃炎、消化不良或腹泻等病。

葡萄——滋养壮阳，强心利尿

多吃葡萄可补气，养血，强心。《名医别录》说：逐水，利小便。从中医的角度而言葡萄有舒筋活血、助消化、生精液、利小便、补肝肾等功效，经常食用，具有延年益寿的功效，对前列腺疾病有较好的辅助治疗作用。

现代研究发现，葡萄含有的矿物质钙、钾、磷、铁、蛋白质以及多种维生素，对人体大有益处。

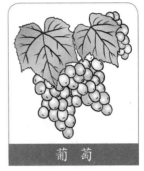

葡萄

【食用指导】

生食，浸酒，煎汤，或绞汁饮。将葡萄洗净去梗，用清洁纱布包扎后挤汁；取汁，加白糖调匀即成。一日分3次服完。

忌与海鲜、鱼、萝卜、四环素同食，服用人参者忌食，吃后不能立刻喝水，否则易引发腹泻。便秘者、脾胃虚寒者，少食。

 ## 荔枝——填精生髓的岭南佳果

有前列腺病伴勃起功能障碍、早泄的人，可以吃一些荔枝。

荔枝中含有果胶、苹果酸、柠檬酸、葡萄糖、铁、钙、磷、胡萝卜素等，可以用于治疗遗精、勃起功能障碍、早泄、健忘失眠诸症，改善性功能。此外，具有帮助人体消化和血液循环的荔枝还能够起到健身美容的功效。

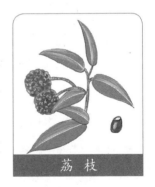

荔枝

【食用指导】

荔枝入菜，一般与水产或禽类等"白肉"搭配：一是因为色泽的考虑，二是因为这些"白肉"在口味上也容易和荔枝相互烘托。其中最适合的就是海鲜，因为海鲜的寒性恰好可以中和荔枝的热性。

鲜荔枝含糖量很高，空腹食用会刺激胃黏膜，导致胃痛、胃胀。阴虚火旺者慎服。

南瓜子——前列腺肥大患者的必备零食

中医学认为，南瓜子味甘，性平。能补脾益气，润肺燥，驱虫。研究显示，吃些南瓜子就可以减轻由前列腺肥大而引发的尿频、排尿困难、小腹痛等症状，甚至让这些症状消失，比吃药不知道要好过多少倍。而且，吃南瓜子还可以改善男人的性功能，在激发性潜能和提高性生活质量上有着卓著的成效。因此，前列

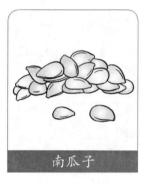

南瓜子

腺病患者尤其是前列腺肥大症患者，吃南瓜子是种不错的选择。

所以，建议男性也不妨吃点零食，不论处在哪个年龄段，都应该常备一盘生南瓜子作为零食。要知道，生南瓜子中除了有维生素E、维生素A、维生素D、维生素K等对人体有益的物质，还有大量的微量元素和锌，锌的含量更是可以和海鲜相媲美。

【食用指导】

生嚼，炒食，研末，或煎汤。南瓜子20克，薏苡仁30克。加水煎服。有健脾利水、消肿的作用。可用于脾虚水肿，小便短少。

南瓜子与羊肉同食，可能会引起腹胀、胸闷等症。

大枣——养血催情

大枣又名红枣、干枣、枣子，中医中药理论认为，红枣具有补虚益气、养血安神、健脾和胃等作用，是脾胃虚弱、气血不足、倦怠无力、失眠多梦等患者良好的保健营养品。在我国旧时民间举办婚嫁的时候，吃枣是寓意着早生贵子，吉祥如意。然而，平时人们也会多食

用枣。人们对枣情有独钟，并编成了顺口溜，流传至今："五谷加红枣，胜似灵芝草"，"一日食三枣，百岁不显老"。可见，枣的养生作用是非常明显的。

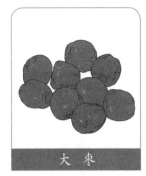

大枣

现代医学研究发现，大枣因为含有蛋白质、糖、黏液质、钙、磷、铁等元素，有利于增强性欲，提高性功能，因此非常适合气虚肾亏的男性，尤其适合前列腺增生伴有肾阳虚衰的患者。

【食用指导】

秋季果实成熟时采收。拣净杂质，晒干。或烘至皮软，再行晒干。或先用水煮一滚，使果肉柔软而皮未皱缩时即捞起，晒干。除去杂质，洗净，晒干。用时破开或去核。生食，煎汤，或煮粥，作丸等。

中焦湿盛，脘腹胀满，饮食积滞和痰热咳嗽均不宜食。

 ## 栗子——干果之王

中医认为，栗子味甘性温，可以长期食用。栗子可以入脾、胃、肾三经，具有健脾养胃、壮腰补肾、强筋消肿、活血止血等诸多功效。肾虚所致的前列腺疾病，伴发腰膝酸软、腰脚不遂、小便多等病症者，食用栗子能很好地恢复身体健康。

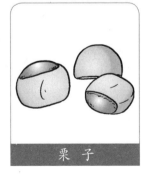

栗子

现代医学研究认为，栗子营养丰富，栗肉中除了含有蛋白质和大量的淀粉，还含有大量的多种微量元素及矿物质，这些都是人体不可缺少的营养物质，对于维护身体健康具有至关重要的作用。

【食用指导】

明代的李时珍推荐的食用方法是："以袋盛生栗，悬挂风干，每晨吃十余颗，随后吃猪肾粥助之，久必强健。"在吃的时候，不要过快，要将栗子细细嚼碎，直到感觉无渣，变为浆液，然后食用的时候要适量，不要一次吃太多，尤其是小儿，否则物极必反，导致生病。凡有脾虚消化不良、湿热甚者均不宜食用栗子。一点一点咽下去，这样才能起到好的作用。

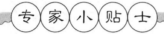

当前列腺肥大引起了肾功能损害、大量残余尿液、充溢性尿失禁、严重血尿等时，已经不能再单纯依靠药物和非手术治疗，采取手术治疗方式是最主要而有效的方法。

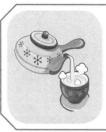

第六节 药膳酒菜，
前列腺病患者吃对更健康

药膳——吃出美味，吃出健康

　　"良药苦口"已经成为了历史。特别是中医食疗药膳，完全可以说"良药不苦口"，不仅美味可口，还可以治病。药膳不仅富含营养，而且更具有特殊的功能。中药与食物相配，不仅不会影响到药效，还能借助食物增强药性。而这样的佳肴可以自己动手制作，使得药膳深受百姓的喜爱。

　　那么，治疗前列腺疾病的药膳处方都有哪些呢?

车前豆米粥

　　【原料】车前子60克，绿豆100克，粳米100克，陈皮15克，通草5克。

　　【用法】先将车前子、陈皮、通草煮汤后滤去渣，再下绿豆和粳米，煮熟即可。空腹服，每日2次，连服数日。

　　【功效】治疗急性、慢性前列腺炎所致的小便不利。

车前萹蓄粥

　　【原料】车前子30克，萹蓄30克，粳米50克。

　　【用法】将车前子（布包）、萹蓄入沙锅内，加500毫升水，煮沸后，去渣留汁。粳米常法煮粥，对入药汁，煎一二沸。温热服用，每日1剂，分2次服。

【功效】利水通淋，渗湿止泻。用于前列腺增生症。

丝瓜香米粥

【原料】鲜嫩丝瓜1条，香米50克，适量白糖。

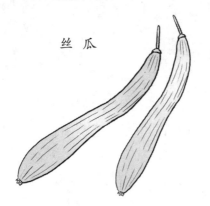

丝　瓜

【用法】淘净香米，加水适量煮成粥，半熟时放入鲜丝瓜（洗净切成粗段），候粥熟去丝瓜，加糖即可。作早、晚餐食用，每日1～2次。

【功效】清热凉血、解毒。用于湿热型急性前列腺炎。

鱼腥草瘦肉粥

【原料】鱼腥草60克，猪瘦肉100克。

【用法】将鱼腥草洗净切段，猪瘦肉洗净切块，一起放入锅里，加水同煮至熟。吃肉饮汤，每日1次。

【功效】清热利湿通淋。用于急性前列腺炎。

荠菜白茅根粥

【原料】荠菜100克，鲜白茅根100克。

【用法】将荠菜和鲜白茅根煎汁，代茶频饮。

【功效】清热化湿，利尿泻浊。用于慢性前列腺炎属湿热证者。

薏苡仁香粥

【原料】生薏苡仁、白米，比例为3：1。

【用法】先将生薏苡仁洗干净，加水适量煮烂后，加入白米煮粥。作早餐食用，每日1次。

【功效】补中益气，健脾利湿。用于湿热型急性前列腺炎（血精）。

茯苓米粥

【原料】茯苓粉、白米各30克，红枣（去核）7枚，白糖适量。

【用法】先将白米煮沸后放入红枣，至将成粥时放入茯苓粉，用筷子搅匀成粥，加入白糖即可。每日1次，常食用。

【功效】利水渗湿，健脾和胃，宁心安神。用于脾虚湿重型慢性前列腺炎。

酥油山药粥

【原料】生山药（去皮为糊）、白米各60克，酥油、白蜜各适量。

【用法】将生山药糊用酥油和白蜜炒，凝后用勺揉碎，另煮米成粥，放入山药搅匀成粥，加糖少许。作早、晚餐食用。每日2次。

【功效】益精补气，健脾除湿，益肺固肾。用于脾肾两虚型慢性前列腺炎。

赤小豆米粥

【原料】赤小豆和白米各等份。

【用法】如常法将2味煮成粥，以煮烂为佳。作早餐饮用，每日1次。

【功效】利水除湿，消肿解毒。用于湿热型急性前列腺炎。

鲜藕粳米粥

【原料】粳米、鲜藕各50克，白糖适量。

【用法】如常法将两味煮成粥，加入白糖即成。作早、晚餐饮用。每日2次。

【功效】补中益气，凉血行瘀，清热润肺。用于血热型急性前列腺炎（血精）。

芹菜粥

【原料】芹菜150克，粳米50克，少量食盐。

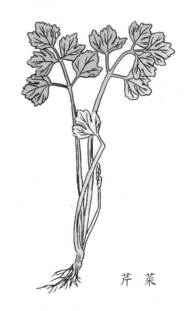

芹菜

【用法】先煮粳米，将成粥时加入洗净的芹菜，熬制米烂熟，加入少量食盐即可。每日1次，连服4周。

【功效】清热，利湿，凉血。用于慢性前列腺炎。

槐花粳米粥

【原料】陈槐花10克，粳米30克，红糖适量。

【用法】取汤，将槐花研面调米汤中，加入红糖即可。每日1次。

【功效】补中益气，健脾和胃，润肺生津。用于血热型急性前列腺炎（血精）。

莲子粥

【原料】去皮、心莲子少量，白米、砂糖各适量。

【用法】莲子与白米、砂糖合，煮成粥。每日1餐，常食用。

【功效】益肾涩精，养心补脾，补中益气。用于气虚型慢性前列腺炎。

芡实核桃红枣粥

【原料】芡实粉、核桃肉、红枣、白米各适量。

【用法】将核桃肉带衣研碎，和红枣肉一起加入芡实、白米同煮成粥。作早餐食用，每日1次。

【功效】补肾固精，祛湿止带，补中益气。用于肾气虚型慢性前列腺炎。

生地黄粥

【原料】生地黄汁150毫升，陈仓米适量。

【用法】取生地黄汁加入陈仓米粥中，搅拌令匀即可。作早餐食用，每日1次。

【功效】清热凉血，生津，补中益气。用于虚火旺型慢性前列腺炎。

莲子燕麦粥

【原料】燕麦、莲子各适量。

【用法】将上2味洗净，加水适量如常法煮成粥。每日1餐，常食用。

【功效】益肾除热，益气涩精，补脾养心。用于肾虚型慢性前列腺炎（血精）。

绿豆葵穰汤

【原料】绿豆50克，向日葵穰10克，食盐少量。

【用法】先将绿豆加水适量入锅，武火煮至绿豆将烂时，放入向日葵穰，加盖用文火煮沸，再加少量食盐调味即可。分次酌量饮用。

【功效】清热利湿。用于慢性前列腺炎。

银耳鸡汤

【原料】银耳12克，鸡清汤1500毫升，料酒、胡椒各适量。

【用法】将银耳用温水泡发，鸡清汤倒入空锅内，入盐、料酒、胡椒烧开，然后放入银耳，上笼用大火蒸至银耳发软入味，取出加味精调味即成。饮汤食银耳，每日1次。

【功效】益气缩尿，滋阴润肺，益胃生津。用于前列腺增生症。

绿茶通草麦香汤

【原料】绿茶3克，通草10克，小麦25克。

【用法】先将通草和小麦放锅内加水400毫升煮15分钟，用汁沏茶。每剂分3次服用，每日1剂。

【功效】利尿解毒，降火清热。用于前列腺增生症。

通下利尿汤

【原料】猪膀胱1个，肉苁蓉30克，淫羊藿15克，葱白15克。

【用法】将猪膀胱洗净切碎，肉苁蓉和淫羊藿用纱布包好，一起放入沙锅，加清水适量，文火炖煮将熟时加入葱白和少量食盐即可。喝汤，常服。

【功效】温肾补虚利尿。用于肾气亏虚之前列腺增生症，小便不利、排尿无力等。

老人癃闭汤

【原料】党参24克，黄芪30克，莲子20克，车前子15克，肉桂6克，白果、甘草各9克，吴茱萸5克，萆薢、茯苓、王不留行各12克。

【用法】将以上各药洗净，水煎，去渣取汁。温服，每日2次，连用数日。

【功效】益气健脾，温补肾阳。用于前列腺肥大。症见排尿困难或尿潴留、小便清白等。

大肠绿豆汤

【原料】绿豆60克，猪大肠去油20克。

【用法】先将猪大肠去油后洗净与绿豆共煮熟即可。每日1次，可常服用。

【功效】清热利水，解毒。用于湿热型急性前列腺炎。

狗肉壮阳汤

【原料】狗肉50克，红辣椒、橘皮、花椒各适量。

【用法】狗肉洗净、切块，下锅加适量清水，加入红辣椒、生姜、橘皮、花椒及食盐，用小火炖至肉烂熟。饮汤吃狗肉，每日1次。

【功效】温补肾阳。用于肾阳虚型前列腺增生症。

鲜白兰瘦肉汤

【原料】鲜白兰花30克（干品10克），猪瘦肉200克，精盐少许。

【用法】将猪瘦肉洗净、切成块，入锅内，加清水适量，煨汤，加精盐调味即可。作早餐食用，每日1次。

【功效】行气化浊。用于前列腺炎。

凉拌莴苣

【原料】莴苣250克。

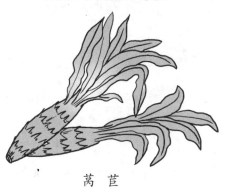

莴苣

【用法】将莴苣去皮洗净，切丝，用适量白糖和食醋拌匀即可。佐餐吃。

【功效】清热利尿。用于急性前列腺炎。

栗子烧乌鸡

【原料】乌鸡1只，栗子仁50克，海马1对，盐、姜各适量。

【用法】将乌鸡去肠杂、毛，收拾干净，切块，与栗子仁、海马及盐、姜同放锅内，加水适量蒸熟。分2～3次吃完。

【功效】补益脾肾。用于前列腺炎。

滋阴蛤蜊肉

【原料】蛤蜊肉250克，车前子30克，王不留行子20克，牛膝30克。

【用法】将蛤蜊肉洗净备用；将牛膝、车前子、王不留行子装入纱布袋后与蛤蜊肉一起放进沙锅，加清水适量，文火煎煮至肉熟；取出纱布袋。加少量调味品，吃肉喝汤，每日1次，分3次吃完；连用数日。

【功效】滋阴清热，软坚利水。用于肾阴不足、湿热内蒸所致的前列腺增生症、小便不利等。

桃仁炖墨鱼

【原料】墨鱼（乌贼鱼）1条，桃仁6克。

【用法】先将墨鱼去骨皮、洗干净，与桃仁同煮，鱼熟后去汤。佐餐食用，每日1次。

【功效】补肾养血，润肠止带。用于血瘀型慢性前列腺炎。

蜜炼生地黄乌鸡

【原料】乌鸡1只，生地黄20克，饴糖150克。

【用法】先将乌鸡杀后去毛、内脏，洗净；然后将生地黄切成细丝与饴糖相和匀，放入鸡腹中缝固；蒸熟，不加五味作料，只食其肉。佐餐食。

【功效】清热凉血，生津养阴，补益肝肾。用于肾精亏虚型慢性前列腺炎。

滋补人参饺子

【原料】人参2.5克，猪肉250克，菠菜50克。

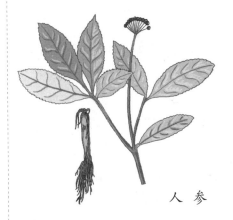

人 参

【用法】猪肉洗净，做成饺子泥，人参切成小米样大小，与猪肉泥、菠菜剁在一起搅匀，按照个人口味加入作料；做成饺子。主餐食用。

【功效】补元气，补脾益肺，生津止渴、滋阴。用于前列腺增生症。

狗肉炖山药

【原料】狗肉500克，怀山药50克，枸杞子30克。

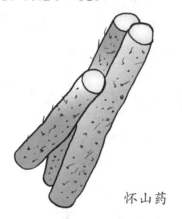

怀山药

【用法】将狗肉洗净，切块，置沙锅内；加入怀山药、枸杞子、姜、葱、盐及水适量；小火炖至狗肉烂熟，拣出姜、葱；加入味精、胡椒面即成。佐餐食用。

【功效】滋补肝肾，益精明目，补肾助阳。用于老年前列腺伴腰酸、尿频患者。

鸡肠粉糖

【原料】鸡肠1副，白糖适量。

【用法】将鸡肠内、外洗净，焙干研末加适量白糖拌匀即成，每晚睡前送服，连服7天。

【功效】补肾止遗，益气健脾。用于前列腺炎尿频患者。

羊肺煨羊肉

【原料】羊肺1具，羊肉适量。

【用法】羊肺洗净、切块，与少量的羊肉同炖，酌加盐调味。每日1次，分2次服食。

【功效】补虚益气，温肾壮阳。用于前列腺炎伴尿频患者。

五香鸡肝

【原料】鸡肝1具，肉桂、葱、姜、食盐、料酒等各适量。

【用法】将鸡肝洗净，放入盛有水的瓦锅中，再加作料，加清水适量炖熟即成。随意食用。

【功效】补肝肾。用于前列腺炎伴尿频患者。

药酒——酗酒有害，小酌无妨

既然喝酒对前列腺病患者有害无益，为什么又说小酌无妨呢？这句话是否矛盾呢？这里首先要说明的是"小酌"的酒不是我们认为的普通酒，而是一种特制的酒——药酒。药酒，是用白酒浸泡药物按一定方法所制成，它的作用原理是使药性借酒力传达到身体的各个部位，发挥更好的药效。药酒对前列腺病患者来说，不仅可以饮用，而且对恢复健康是非常有帮助的。

通常制作药酒的方法是先把药物加入白酒，然后用浸渍法、渗滤法或其他的方法制备，经过静置、澄清、过滤、分装程序后而成。可以将药物适当粉碎，也可以保留整体。

药酒虽然对前列腺疾病患者有很好的治疗作用，但在饮用药酒时，一定要注意以下几个方面。

俗话说："是药三分毒。"药酒不是单纯的酒，服用药酒更不应贪杯，药物过量必然产生毒性。饮用药酒应根据病情、体质、年龄、酒量等来决定。一般每次喝15～20毫升。如果患者不胜酒力，可以将药酒与加糖的冷开水混合后再服用，比例为1∶1～1∶10。

患有慢性肝肾疾患、较重的高血压、气管炎、肺心病、胃病、十二指肠溃疡及皮肤病的患者，要在医生的指导下使用药酒，年老体弱者应适当减少用量。

佐餐或空腹都不宜饮用药酒，可在每天的早、晚分次服用。以免影响药效或产生酒精中毒。

失眠患者饮药酒时可以将药酒加热，达到20℃以上时便可温饮。这样既可减少胃肠刺激，还可以减少酒中的醛对人体产生的危害。

前列腺病患者千万不要为了省时间、图方便而将两种以上的药酒混合饮用。即使自己期盼早日恢复健康，但是不要忘记，不同的药物，治疗作用各不相同，在体内产生的反应也不同，混合饮用药酒很可能会引起头痛、恶心等药物毒性反应，甚至造成药物中毒。

前列腺疾病患者可以选用的药酒有：

二山芡实补肾酒

【原料】怀山药、山茱萸、生芡实、熟地黄各30克，菟丝子40克，莲子肉20克，低度白酒600毫升。

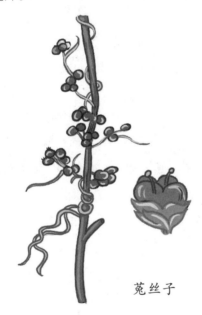

菟丝子

【用法】将前6味药捣碎，置容器中，加入白酒，密封，浸泡5～7天后，过滤去渣，即成。每次服20～30毫升，每日服2～3次。

【功效】补肾固摄。用于慢性前列腺炎。

萆薢药酒

【原料】萆薢100克，龙胆草、车前子各50克，芡实30克，黄酒500毫升。

【用法】将前4味捣碎，置容器中；加入黄酒，隔水煮沸；离火后密封，浸泡10小时，过滤去渣，即成。每次服40～50毫升，每日服2～3次。

【功效】清利湿热，益肾固涩。用于急性前列腺炎。

蚂蚁壮阳酒

【原料】蚂蚁干品20克，白酒500毫升。

【用法】将晒干的蚂蚁浸入白酒中，1个月后滤去蚂蚁饮用。立冬后每天饮用20毫升。

【功效】补肾益气，壮力，抗衰老。用于前列腺疾病、肾气不固、性冷淡、早泄。

蛤蚧纳气酒

【原料】蛤蚧一对，白酒

500～1000毫升。

【用法】将蛤蚧去掉头、足、鳞片，保留尾巴，以优质38度以上白酒500～1000毫升浸泡2周。每次饮10～20毫升，每日2次。

【功效】该药酒可补肾壮阳。对老年人肾阳虚所致尿频、尿不净有益处。

麻雀补肾酒

【原料】麻雀肉250克，白酒1000毫升。

【用法】先将麻雀去毛、内脏及头爪，再将麻雀蒸熟后晾干，然后放入白酒中密闭浸泡，3个月后即可饮用。每次服5～10毫升，每天服2次。注意：麻雀酒性温热，阴虚内热者禁用。

【功效】温补肾阳。用于前列腺伴发小便频数、畏寒肢冷、腰膝冷痛等症。

补肾缩尿酒

【原料】生地黄、熟地黄、龟板胶、鹿角胶、海狗肾、黄狗肾、四骨、海龙、海燕、蛤蚧、枣皮、龙骨、茯神、上桂、菟丝子、金樱子、益智仁、合欢皮、山药、杜仲、牛膝、五味子、枸杞子、鹿茸、冬虫夏草、覆盆子、锁阳、酸枣仁、何首乌、女贞子、旱莲草、当归、川芎、红花、紫梢花、白酒等各适量。

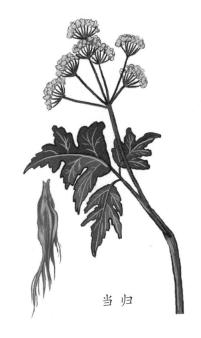

当归

【用法】将上药研为细末，与酿制好的酒冲调而服。每次饮用50毫升，每日饮服2次，可以根据患者的酒量及体质状况做出调整。1个月为1个疗程。一般服1～3个疗程。

【功效】补肾活血。用于前列腺增生症。

金樱首乌固精酒

【原料】金樱子50克，何首乌30克，巴戟天、黄芪各20克，党参、杜仲、黄精、鹿筋各15克，菟丝子、枸杞子各10克，蛤蚧1对，白酒1500毫升。

【用法】将上药加工成小块后，与白酒共置入容器中，密封浸泡15日即成。早、晚各1次，每次饮服20～30毫升。

【功效】益气生血，补肾固精。用于前列腺病患者体质羸弱、疲倦无力、遗精、早泄、小便频数而清长和遗尿等症。外感发热者勿服。

黄芪活血酒

【原料】生黄芪30克，天花粉30克，生三棱15克，生莪术15克，生鸡内金15克，威灵仙15克，党参15克，生水蛭12克，当归12克，知母12克，桃仁12克，白酒2000毫升。

【用法】上方浸入白酒中，1周后饮用。每次饮用25～50毫升，每日饮服2次，视患者酒量及体质状况作加减。1个月为1个疗程。一般服1～3个疗程。

【功效】补肾活血。用于前列腺增生症。

猕猴桃果酒

【原料】猕猴桃150克，白酒500毫升。

【用法】将猕猴桃洗净，去皮，切成块，放入容器中；倒进白酒，加盖密封浸泡；每3天搅拌1次，经20～30天即成。每日2次，每次饮10～15毫升。

【功效】解热生津，利水通淋。用于前列腺病患者尿道结石、小便淋涩，以及维生素缺乏等。

山枝根皮酒

【原料】山枝根皮250克，白酒2500毫升。

【用法】将山枝根皮洗净切碎，置容器中；加入白酒，密封；浸泡10天后去渣，即成。每日服2次，每次服30毫升。

【功效】用于肾虚遗精、前列腺炎等。

药茶——品味生活，留有余香

　　药茶是我国传统治疗的一种重要方法，历史悠久。自古以来，茶就是一种饮用佳品，它既可帮助人们解渴消暑，又可以防治疾病，多喝茶能够缓衰抗老，益寿延年。不过，药茶与平时所说的茶饮并不完全相同，虽然饮用的形式相同，但是从疗效上看，药茶比茶更胜一筹。它的有效成分更多，药液质量好，而且兼具茶的易携带、冲泡方便、易接受、可长期饮用的诸多优点。饮用药茶既有较强的针对性，又可以灵活对待，因此也决定了它在临床上被广泛使用，受到了人们的热烈欢迎。在我国的古代医籍里，有许多关于药茶治病的良方。药茶有药的功效，但是却不似药那样让患者心理产生排斥。饮用药茶不仅有利于患者的调养和治疗，还能减少患者的心理负担。尤其对那种素有饮茶嗜好的患者来说，饮药茶更容易被接受。长期坚持饮用药茶，辅以饮食疗法，可以治疗前列腺疾病，对控制其症状具有显著的效果。

红枣姜糖茶

　　【原料】红枣30个，干姜3片，红糖适量。

　　【用法】加适量水放入红枣、干姜，熬成汤，再加入红糖。代茶饮用，每日1剂。

　　【功效】活血化瘀。用于前列腺病患者伴发尿频、尿急等症。

香菇红枣茶

　　【原料】香菇、红枣、冰糖各40克。

　　【用法】香菇、红枣同煮熬汤，汤好后加冰糖。代茶饮用，每日1剂。

　　【功效】缩尿固精。用于前列腺病患者。

二紫车前茶

【原料】紫花地丁15～20克，紫参15～20克，车前草15～20克，海金沙20克。

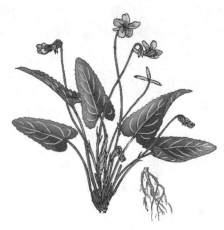

紫花地丁

【用法】将药共研成粗末，每30克分为一小包，置保温瓶中以沸水200～300毫升泡闷10分钟。代茶饮用，每日1剂，连服5～7天。

【功效】消炎，利尿。用于前列腺炎排尿困难及尿频尿痛症者。

玫瑰灯心茶

【原料】玫瑰花瓣5～10克，灯心草3～5克。

【用法】洗净玫瑰花瓣和灯心草，水煎，去渣留汁，趁热冲泡玫瑰花即可。代茶饮用，常服。

【功效】利气解郁，利水通淋。用于小便涩滞、小腹满痛者。

车前草糖茶

【原料】车前草100克，生甘草10克，竹叶心10克，黄片糖适量。

【用法】先将车前草、竹叶心、生甘草同放进沙锅内，加进适量清水，用中火煮40分钟左右，放进黄片糖，稍煮片刻即可。每日代茶饮用。

【功效】利水，清热，解毒。用于小便不通、小便赤热、尿频、血尿的前列腺病患者。

鲜藕茅根茶

【原料】鲜藕100克，鲜茅根100克，白糖适量。

【用法】鲜藕洗净切片，鲜茅根洗净切碎，水煎取汁，加糖即成。代茶饮用，每日1剂。

【功效】滋阴凉血，祛瘀。用于小便短赤、涩痛而不畅、尿

时有灼热感的前列腺病患者。

玉米须公英茶

【原料】玉米须50克，鲜蒲公英50克，白糖适量。

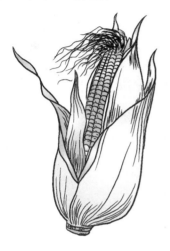

玉米须

【用法】将玉米须与蒲公英洗净同放锅中，加水浓煎，去渣取汁1碗，加入白糖稍炖即可。代茶饮用，每日1剂。

【功效】清热，利尿，通淋。用于小便频数、涩痛而不畅、尿时有灼热感的前列腺病患者。

冬葵叶茶

【原料】冬葵叶200克。

【用法】将冬葵叶洗净，切碎，代茶饮用，每日1次。

【功效】清热，利水，通淋。用于小便不利、尿频数而急、淋漓涩痛等症的前列腺病患者。

竹叶山药茶

【原料】淡竹叶6克，山药6克，绿茶适量。

【用法】将山药碎为颗粒，同淡竹叶放入冲好的茶水中。茶叶用热水冲泡，代茶饮。每日1剂，连服3剂。

【功效】利水道。用于小便不利、尿闭者的前列腺病患者。

竹叶利尿茶

【原料】竹叶20克，茶叶5克。

【用法】用沸水冲泡即可。代茶饮用，常服。

【功效】清热解毒，利尿消肿。用于小便涩痛的前列腺病患者。

红枣姜糖茶

【原料】生黄芪30克，鲜白茅根60克，肉苁蓉20克，鲜西瓜皮200克，砂糖适量。

【用法】将黄芪、白茅根切

成段，同肉苁蓉、西瓜皮同放进沙锅内加水1000毫升煎制。代茶饮用，每日饮2~3次。

【功效】补气，利水，清热。用于小便不利、尿道灼热痛、小便滴沥不畅的前列腺病患者。

石韦金钱茶

【原料】石韦20克，金钱草20克，猪鬃草20克。

【用法】将上3味加水1500毫升煎至600毫升，去渣留汁。代茶饮用，常服。

【功效】清热利湿，利尿通淋，凉血止血。用于小便频数涩痛、尿中夹血的前列腺病患者。

杏梨石韦茶

【原料】苦杏仁10克，石韦20克，车前草20克，鸭梨1个，冰糖少许。

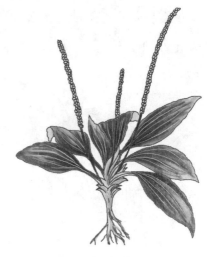

车前草

【用法】杏仁去皮尖打碎，鸭梨切成块去核，与石韦、车前草加适量水同煮，待熟入冰糖。代茶饮用。

【功效】利水道。用于小便不利、尿闭的前列腺病患者。

专家小贴士

药膳、药酒和药茶，各有千秋，正常人食用或饮用，可以防病治病，前列腺病患者在饮食中加入药膳、药酒和药茶，能够有效缓解尿频、尿痛、血尿等症状。

第三章

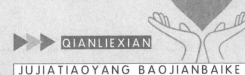

QIANLIEXIAN
JUJIATIAOYANG BAOJIANBAIKE

运动调养，吐故纳新

　　生命在于运动，多一些运动，就会多一份健康的保证。健康的前列腺更需要运动，那么哪些运动适合前列腺病患者？在运动时，除了时间、地点和环境之外，又有哪些因素需要注意的问题呢？

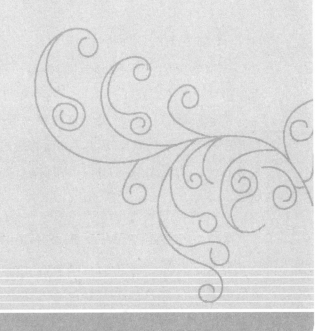

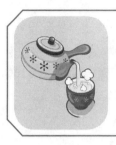

第一节
运动要有一定之规

 运动可减少前列腺发病几率

疏于运动的人，较那些经常锻炼的人，患前列腺疾病发病率明显增加。那些坚持进行适量运动的人，患病率比不参加运动或运动少的人都要低。因此，对前列腺病患者而言，多一些运动，就多一份健康。归结起来，运动对人体的影响又有哪些呢？

◎ 加速新陈代谢

人体就像是一个不断转动的机器，要维持正常的秩序，保持平衡就要借助于新陈代谢。

在运动时，人的呼吸节奏变快，吸入的氧气和排出的二氧化碳都相应增加。运动状态下，毛细血管纷纷扩张，促进血液循环，加速机体代谢产生的废物排出，使身体内部更加通透清爽，保持健康的状态。

◎ 对身体各系统产生积极的影响

身体的各个系统看似是没有联系的，各自发挥功用，实际上它们联系紧密。而运动可以对各个系统都产生积极的作用，提高它们的功能。

运动能提高肺活量，改善人体呼吸机能。经常运动锻炼，使身体能够适应气候变化，有效预防呼吸道疾病。

运动可以帮助心血管提高效能。当人们运动时，心跳会加速，这是因为冠状动脉扩张，心脏的血液供应更加活跃。运动可使血脂增高的几率变小，有效防止动脉硬化。

运动还可以促进胃肠消化，帮助新陈代谢，从而增强脾胃和肾脏的功能。

◎ 让心情更加愉悦

当心情不好时，不妨试试用运动赶走心中的郁闷和不快。

许多现代人常常会感觉心累，工作压力、生活琐事让我们的身心疲惫不堪，而散散步、打打球，进行一定的运动，就会轻松很多。这是因为人的情绪状态和肌肉紧张有着一定的联系。运动可以使肌肉放松，缓解并消除肌肉的紧张，从而改变人的情绪。

运动可以作用于全身，既可以锻炼局部的器官组织，还能通过神经反射、神经体液调节机制改善全身功能，减缓身体机能的衰退。对于前列腺病患来说，运动不仅意味着强身健体，更是一种主动、积极的治疗方式。美国科学家用14年的时间调查研究了4万多名男性，结果显示超过了65岁的频繁参加体育活动的人，患上前列腺癌的几率比偶尔参加体育活动的人要少很多。这些人所参加的体育活动包括散步、跑步、打网球、游泳、骑自行车和体操等。体育锻炼对前列腺病患者的好处是巨大的。适当的运动可以使前列腺液分泌更加旺盛，这对于前列腺的炎症消退有很大的帮助作用，特别是腰部酸胀、会阴和下腹部疼痛不适有良好的治疗作用。多参加锻炼还能帮助药物快速到达前列腺腺体内，让药物更快发挥出疗效。

与此同时，在运动的过程中，患者情绪的改善，自身免疫力的提高，患者对康复信心的增强，都可以帮助治疗。

掌握分寸，为体育锻炼"设限"

对于前列腺疾病患者来说，明白运动锻炼意义的同时，还要掌握分寸，为自己设限。

凡事都有"度"，运动也是如此。要让运动为自己所用，就要学会控制运动的强度。适度运动对人体健康有利，超过了，则过犹不及。经过研究证明，想保护好前列腺最好进行温和的运动方式。

患前列腺疾病已经多年的李先生，在医生的建议下，决定在进行药物治疗的同时，加强体育锻炼。他选择了步行这种比较温和的运动方式，每天都要到外面走半小时的时间。坚持了一段时间之后，他感觉自己的食欲、睡眠和前列腺疾病的症状都有了一定程度的改善。

所以，在运动项目、运动时间和运动强度上都需要为自己设限。

运动要选择温和的项目。像散步、慢跑、游泳、做体操、打太极拳等都是比较温和的运动，前列腺病患者可以根据自己的喜好、自身的体质来选择适合自己的运动方式，还要考虑到会不会对疾病产生负面的影响。在运动时，千万不要时间过长、过于劳累，剧烈运动更是要不得。

之所以不提倡进行剧烈运动，是因为前列腺是一个非常敏感的器官，剧烈运动会加重它的负担，造成前列腺的充血、水肿等症状，使身体更加不适。老年患者还很可能在剧烈运动中受伤，出现意外，得不偿失。

运动时间一般在半小时到1小时内，根据自己的具体情况来制定。随着活动强度的增加，人的感觉也会发生变化。从"轻轻松松"到"有些累"再到"非常累"，是通常运动会经历的三个阶段。对前列腺病患者来说，当自己感到"有些累"的时候，已经达到了有氧运动的标准，说明这个时候的运动强度正合适。而当自己累得喘不过气，无法说话，就说明已经超过了正常运动的限度，运动强度需要及时调整。

 ## 学会安排，运动要会"挤时间"

许多前列腺病患者对于运动多抱有比较随意的态度，有时间就运动，没时间就把运动抛在了一边，效果自然不会明显。其实，运动时间的确定，重点不是你有没有时间，而是你会不会安排。

虽然可以为了自身的方便和习惯而随意设定运动时间，但是运动本身有因时而异的特点。运动的时间不同，对身体的影响也各不相同。对于前列腺病患者来说，了解什么时间适合自己运动远胜于等自己有时间再进行运动。

许多老人喜欢晨练，认为早上的时间进行体育锻炼。殊不知，在正常情况下，日出前和傍晚这两个时段是空气污染的高峰期。而且在锻炼时，吸入的空气量会大大增加。

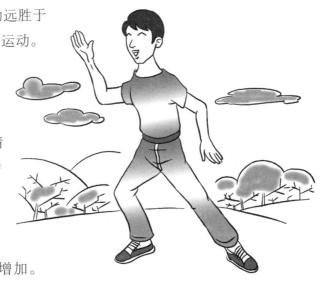

如果选在早晨进行锻炼，会吸入更多的有害气体。尤其是在冬季，污染更加严重。刚离开家中的老年人突然面对寒冷，血管急剧收缩，各种心脑血管疾病更是成为致命杀手。所以，晨练并不是理想的选择。

有关研究表明，每天8～12时和14～17时是锻炼的最佳时间。不仅可以避开空气污染最高峰，而且人体的状态也是处于最佳水平。在这两个时间段，人的协调能力、体力的发挥和身体的适应能力都对于高峰，因此极为适合进行锻炼。

如果前列腺病患者同时兼有其他疾病，体育锻炼时间也要注意：消化系统功能弱的病患不要在饭前运动，有失眠症状的病患不要在黄昏后运动。

因人而异，不同患者选不同项目

通常，运动之所以能够吸引人们加入其中，不仅因为它有着非凡的魅力，而且还因为它不分男女老幼是全民皆宜的活动。

但是，对于养生和治疗来说，就要区分对待了。可能每个前列腺疾患者的年龄、胖瘦、职业、病情等都不一样，如果不按照个体的情况进行运动养生，就很可能起不到积极的效用。

对于年轻的患者来说，如果身体比较强壮，病情不是很严重，完全可以选择慢跑、球类等锻炼项目；而年老的患者可能由于身体比较虚弱，病情严重，只能做节奏比较缓慢、动作柔和的运动，像打太极拳等。

对于前列腺病患者来说，不适合长时间进行骑自行车、骑摩托车、骑马、赛车等骑跨运动，以免尿道和前列腺会直接受到压迫，前列腺液难以顺利排出。

运动宜忌，前列腺病患者的"备忘录"

对于任何人来说，在开始运动前做好准备活动会让运动效果更趋于完美。而对于前列腺病患者来说，运动更不能忘记这些.

◎ 运动贵在坚持不懈

每天进行锻炼虽然不必固定时间，但一定要坚持不懈。运动须经历一个任重而道远的过程，要看到结果就一定要有恒心和信心。

◎ 环境要适宜

在运动时，对周围环境也要进行选择。要保证有足够的空间、清新的空气和充足的氧气。

◎ 准备热身

不要急着开始运动，先做好热身运动，让四肢舒展，然后再渐入佳境。

◎ 补充水分

对前列腺病患者来说，本身就需要多饮水，增加排尿次数。所以，在运动前的两小时之内、运动中和运动后都要及时补充水分，提前喝水，不要等到口渴才喝。

◎ 注意天气变化

到户外活动时，老年患者一定要关注天气的变化。在户外温度较低时，带好厚衣服，防止受凉感冒。

◎ 条件允许，听听音乐

音乐加运动，对前列腺病患者来说好处多多。选择合适的音乐可以让人的心情更加放松，并延长运动的时间。可以说，美妙的旋律是运动过程中一个非常有力的驱动器。

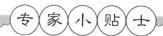

专家小贴士

运动最主要的目的是促进前列腺的血液循环，转移注意力，调节患者的心情。对于前列腺病患者来说，久坐、疏于锻炼都不利于自己的病情好转。

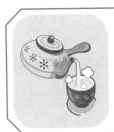

第二节
为自己列一张运动清单

散步，前列腺炎患者的"慢运动"

散步是我们平常说的走路吗？更准确地说，散步是走路的方式之一，在速度上比平常所说的走路要慢一些。对于患有前列腺炎的患者来说，散步是一种非常理想的运动方式。

普通散步有两种方式，分别是用慢速（每分钟60～70步）和中速（每分钟80～90步）。每次散步的时间以半小时到1小时为宜。可以选择到户外空气新鲜的地方进行。进行时不要匆匆忙忙，而要气定神闲，从容不迫，保持愉快的心情，这样才能起到养生的作用。

散步对于前列腺炎患者非常重要。轻松的步履、平和的心态，让患者全身的血脉加速流通，从而减轻痛楚。

有关专家建议，散步要注意量力而行，循序渐进地进行。前列腺病患者要增强身体的负荷能力，可以在自我感觉良好的情况下逐渐延长行走的路程，有步骤地提高速度。一旦出现不适，要马上停下来休息或减慢速度，以免过劳耗气伤形。

慢跑，预防前列腺疾病动起来

如果你想更加健康、聪明、苗条、美丽，就来跑步吧。慢跑，会让你的全身都活动起来。如果前列腺炎患者能适当地进行慢跑，就会使血液顺畅流通，血管扩张，非常有利于预防和治疗前列腺炎病。

虽然慢跑是一种比较舒缓的运动，但是为了让机体各个器官能够协调统一，在进行前，还是不要忘记做好准备活动。做做操，打打太极拳，先走一走，这些都可以作为慢跑的前奏。

慢跑时，上身略微向前，两手微握拳，上臂和前臂弯曲成直角，两臂自然地随着步伐前后摆动，尽量让全身的肌肉得到放松。两脚轻轻着地，前脚掌先接触地面时可以发生缓冲，避免身体因为震动而出现头晕和脚跟疼痛等不适。在泥土地或跑道慢跑时也可以用全脚掌落地，减少疲劳感。

在慢跑过程中，尽量用鼻呼吸，不用或少用嘴呼吸。因为空气从口腔进入，会直接刺激到咽喉和气管，造成咳嗽、恶心、呕吐，更有甚者会诱发气管炎。如果需要嘴呼吸帮助，可以使用嘴和鼻相互配合进行呼吸。用鼻子吸气，然后嘴半张呼出。如果想减少冷空气刺激气管，可以让舌尖顶在上腭上，微微张嘴吸气，这样，吸入的冷空气会先遇到舌头的底面，在口腔中稍做停留后再到达气管。呼吸的次数不过快，每两步或三步呼吸一次即可。

前列腺病患根据自身的实际情况可采用不同的慢跑方式。如果身体素质比较弱，平日缺少锻炼，可以用走跑交替的办法进行运动。感到劳累的时候，可以多走少跑；如在慢跑之后身体并无不适，可多跑少走，跑的距离需要逐渐增加，从走跑交替慢慢过渡到完全慢跑。而对原来有过锻炼经历或体质较好的患者，也可以在一开始就进行慢跑锻炼。

慢跑时还可与同伴一边跑步一边聊天，这样可以分散自己的注意力，以不喘粗气为宜。在慢跑即将结束时，一定逐渐停止，让生理活动慢慢变得和缓，千万不要突然间停止，因为在长时间的慢跑之后，人体内的血液循环速度也随之变快，身体马上静止不动，四肢的血液不能及时到达大脑和心脏，使它们出现暂时性的缺氧，引起头晕、恶心或呕吐等。

慢跑后，做好整理活动也是极有必要的。如果出汗较多，要及时擦干，适量饮水，休息一段时间后再进行洗浴。

游泳，前列腺病患者的"水中体操"

游泳运动是一项对全身都有帮助的运动项目，它可以调动起所有的肌肉和内脏器官。对运动量与运动强度也没有过多的要求，可大可小，参与者可以自己控制游泳的速度，快慢皆可。

对于前列腺炎患者来说，游泳可以说是一种在水中进行的体操，它可以锻炼患者的血管，进行慢速游泳时可以放松全身的肌肉。

但是，应该注意的是当前列腺炎的症状比较明显或者病情严重时是不可以进行游泳的。平时游泳也要注意控制运动量、运动强度和时间，忌过快和过猛。在下水前，先要做好准备活动，防止不能突然适应水中的环境，进而引起头晕、恶心等不适症状，甚至发生抽筋或拉伤肌肉的情况。游泳时间要适宜，一般在水中停留时间以30～60分钟为宜。

另外，空腹和饭后都不适合进行游泳。空腹时，人体的血糖较低，会引起头晕、四肢乏力。饭后游泳，血液因为会流向四肢，减少了消化道的血液量，会影响食物的消化吸收。剧烈运动和过量饮酒之后都不宜游泳。

慢性前列腺炎患者的医疗健身操

慢性前列腺炎为一些慢性前列腺炎患者带来了无法想象的烦恼和痛苦。如果久治未愈，还会并发精囊炎、阳痿和不育症等疾病，成为患者的心腹大患。医学研究表示，除了抗生素治疗，一些积极的保健如做健身操等也可以辅助治疗该病。

那么，马上开始治疗慢性前列腺炎的医疗健身操吧！

第一节：平躺仰卧，两手枕于头后，双腿伸直，两脚稍微分开，吸气的同时，用力收缩臀部肌肉，紧缩并上提肛门，5～10秒后，呼气，然后放松臀部肌肉，做3～5次。

第二节：平躺仰卧，两手枕于头后，腿屈膝抬起，两脚稍微分开。上抬时要用力，腰背及臀部尽量一并提起，吸气，紧缩会阴部肌肉并上提肛门，5～10秒后，呼气，然后放松肌肉，还原最初的姿势，重复3～5次为宜。

第三节：平躺仰卧，两臂放在身体侧面，掌心朝下，两腿伸直。吸气时，两臂要保持伸直的状态，向上抬起，直到和身体垂直，然后呼气，将两臂放下，做3～4次。

第四节：平躺仰卧，左腿弯曲，吸气的同时，用双手抱住左膝，尽量靠近胸前，呼气时放下，然后换右腿做同样的动作，两腿各做5～10次。

第五节：坐立，臀部的位置在椅子的前缘，双手伸直，然后放置在坐椅两侧，双腿弯曲，自然分开，相隔的距离为肩宽。缓缓吸气，挺胸收腹抬头，保持臀部不动，上身从左向右旋转；然后呼气，从右向左旋转上体，同样的动作做5～6次。

第六节：坐在椅子的前缘，身体直立，将两手掌放在双膝上，吸气，收紧全身肌肉10～15秒，然后呼气并放松，做5～10次。

第七节：直立，双脚分开，距离与肩同宽，双臂抱合，左手握右肘，右手握左肘，弯腰将双肘触及双膝，在吸气的同时上提肛门，10秒后呼气并放松肌肉，还原姿势，做3～4次。

第八节：平躺俯卧，将前额枕于双臂之上，保持呼吸自然，双腿交替抬高到最大限度，每条腿重复做10次。

第九节：平躺俯卧，将前额枕于双臂之上，抬高右腿，向外侧移动到最大的限度，保持姿势30秒，然后，换另一条腿练习，可做3～4次，每次间隔2秒钟。

第十节：坐位，盘腿，右小腿放于左小腿上。上身挺直，双手置于双膝，吸气并收缩会阴肌肉，上提肛门，坚持10秒，然后呼气，放松肌肉，做4～5次。

第十一节：坐位，盘腿，左腿伸直，右腿弯曲，尽量将右足跟靠近会阴，两手按在双膝上，吸气并前躬上身，下巴紧贴胸前，收缩会阴肌肉并上提肛门，双手指尖触摸左足尖，呼气时肌肉放松，做3～5次后两腿交换进行。

第十二节：下跪，上身直立，双脚脚趾靠拢，足跟向外分，臀部坐在脚掌上，腰背一直保持挺直的状态，用手掌握住足跟部，吸气时紧缩会阴肌肉并上提肛门，呼气时放松。练习5次。

第十三节：平躺，仰卧，双腿双足并拢，双手倒叉腰将双足、双腿尽量抬起并伸直，停留5秒放下，练习5次。

增强血液循环优势多多的八段锦

八段锦在我国民间广泛流传，其动作简单易学，而且可以强身健体，令身心舒缓。现代医学研究已经证实，八段锦这项运动可以改善神经—体液调节机能，增强血液循环，对前列腺炎的治疗非常有帮助。

动作1：两手托天理三焦

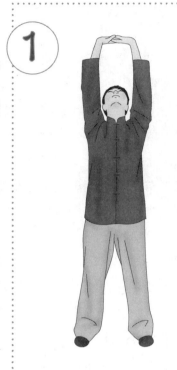

八段锦的第一个动作是让身体呈自然站立，两足分开，与肩同宽，含胸收腹，放松腰部和脊部。头部放正，目光正视前方，轻闭口齿，宁神调息，然后气沉丹田。

准备姿势做好后，双手从体侧缓缓向上，举至头顶，然后将掌心转到上方，用力托举，双足跟随着双手的托举而有规律地起落。反复6次后，双手转掌心朝下，沿体前缓缓按至小腹，还原姿势。

动作2：左右开弓似射雕

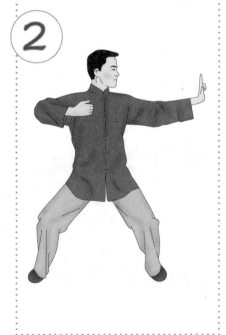

从字面上理解，这个动作是像射箭一样。做时要自然站立，左脚向左侧迈一步距离，身体下蹲，扎马步，双手握虚拳，放在两髋的外侧，随后从胸前向上划弧，放在与胸前水平的位置。

右手像拉紧弓弦一样，向右拉，直到与右乳相平的高度，与右乳大约有两拳的距离；左手则如拿着弓，左手向左侧伸出，顺势转头向左，视线随左手食指而望向远处。坚持一会儿后，将身体上起，顺势将两手向下划弧收回胸前，并同时收回左腿，还原成自然站立。

然后再向相反方向做1次。左右调换练习6次。

动作3：调理脾胃臂单举

这个动作可以调节脾胃。自然站立后，将左手缓缓从体侧上举，到头顶位置，然后掌心翻转向上，向左外方举托，举托时要用力，这时右手下按。举托数次后，左手沿体前缓缓放下，放回到体侧。右手动作同左手一样，方向相反。

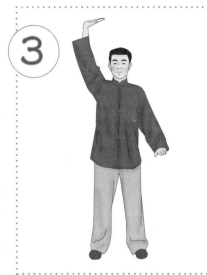

动作4：五劳七伤往后瞧

自然站立后，双脚间距离与肩同宽，双手保持下垂，调匀气息，气沉丹田。做动作时先让头部稍微向左转动，两眼看向左后方，停顿一会儿，然后缓缓转正，再慢慢转向右侧，视线看向右后方，稍停顿，然后转正。可反复做6次。

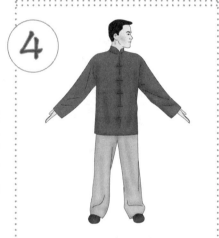

动作5：摇头摆尾祛心火

扎"马步"，上体保持直立向下，向前倾，两目保持平视，将双手反按在膝盖上，双肘向外撑。以腰为轴线，保持头脊端正，躯干划弧摇转到左前方，调整双臂，左臂弯曲，右臂绷直，肘臂外撑，头与

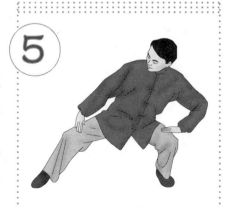

左膝在同一直线上，臀部向右下方撑劲；停顿片刻之后，随即向相反方向，躯干划弧摇至右前方。共做6次。

动作6：两手攀足固肾腰

这个动作有益于前列腺病患者的肾脏和腰部。

练习时，自然站立，全身放松，两足平开，距离与肩同宽。同时举起两臂，自体侧缓缓抬起至头顶上方转掌心朝上，向上作托举劲。稍停顿，两腿绷直，以腰为轴，身体前俯，双手顺势攀足，稍作停顿，将身体缓缓直起，双手右势起于头顶之上，两臂伸直，掌心向前，再自身体两侧缓缓下落于体侧。

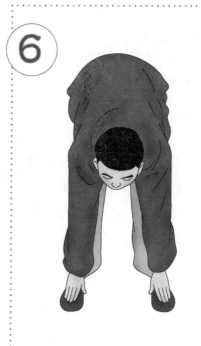

动作7：怒目攒拳增气力

首先做"骑马步"动作。双手握实拳。向前方击出左拳，头可顺势稍向左转，两眼随左拳凝视远方，出左拳的时候右拳同时向后拉。与左拳出击形成一种反向力。然后，收回左拳，换右拳出击，动作要点同出击左拳一样。反复做6次。

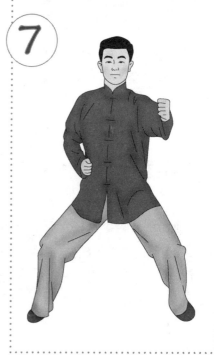

动作8：背后七颠百病消

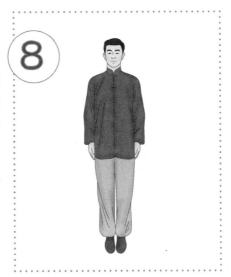

这是八段锦最后一个动作。两足并拢，两腿直立，身体自然放松，手臂自然下垂，五指并拢，掌心向下，掌指向前。双手平掌向下按，同时顺势将两脚跟向上提起，坚持1分钟左右的时间，两脚跟着地。反复练习6次。

 太极拳，松胯圆裆清除淤积

对于前列腺炎患者来说，打太极拳是一项极为温和，同时又对疾病有利的运动。打太极拳能够让人全身的肌肉放松，缓解血管的紧张度。常打太极拳，有补肾益精、强筋壮骨、抵御疾病的作用。

将医疗保健与体育运动融合为一的太极拳，是中医学的一大特色疗法。打太极拳对慢性前列腺炎有化瘀通阻、扶正祛邪的功效。

中医学家认为，打太极拳对人体有三大好处：一可调身练形，二可调息养气，三可调心养神。能够使人的气血通畅，筋骨更加柔韧，疏通经络。而调息可以协调脏腑功能，使脏腑安和，改善脏腑的血液循环。调心是调整意念，通过意念集中。

中医理论认为，很多慢性前列腺炎都有气血凝滞，瘀阻脉络，堵塞腺管，分泌物淤积和局部微循环受阻的特点。所以，打太极拳对前列腺病患者来说，尤为适合。

打太极拳最基本的要领是"松胯圆裆"，这对前列腺疾病具有良好的舒缓作用。打太极拳还能"气沉丹田""以形引气""以意导气"，让内气反复按摩前列腺，清除前列腺分泌物的淤积，并帮助分泌物排出体外。

打太极拳可以放松精神，让自己更加心平气和。用自己的意念去引导动作，这样可以帮助消除由于精神紧张而对人体产生的刺激，让血管也松弛下来。要精神振作，不要委靡不振。保持自然松静，动作轻灵，以"依规矩，熟规矩，化规矩，不离规矩"为主旨，才能继承太极的精髓。

练习太极拳时要呼吸自然，动作均匀，保持身体上下、内外均一致，动静结合，刚柔相济，协调各部分器官，这样才能使气运于身，从而祛病健身。太极拳的每一套路都有其精义，须用心揣摩，仔细领会。动作不要太僵硬，先展开姿势，而后紧凑，时时留意，招招用功，式式清楚。动作还要一气呵成。

收腹提肛操，帮助前列腺恢复功能

由于在日常活动中，前列腺这个部位比较隐秘，难以得到充分的锻炼，所以常常被忽略。直到出现问题，人们才开始追悔莫及。而收腹提肛操却和其他运动不同，它能够让前列腺得到充分的锻炼，促进血液循环，帮助前列腺恢复功能，使营养及药物的吸收在本质上得到改善，对前列腺疾病患者能够起到非常好的养身或治疗（辅助）疾病的作用。

收腹提肛操非常简单，5个动作即可。

动作1：呼吸有方

这个动作只要患者随着自己的呼吸让肛门收缩和松弛，吸气的时候收缩小腹和肛门，呼气的时候则放松两者，就已经基本完成。这个动作可以在早、晚各做100次。做的时候患者最好站立进行，而且需要坚持不懈。

动作2：按摩小腹

将两手叠按，右手在上，左手在下。左掌心放在小腹正中，顺时针方向按摩100次，早、晚各做100次。

动作3：斜擦腹股沟

这个动作需要两手五指并拢，两手沿腹股沟向前下方斜擦100次，直到小腹部有温热感。

动作4：揉按曲骨穴

曲骨穴在会阴毛际耻骨边，用右手中指峰揉按100次，直到阴部出现酸胀感。

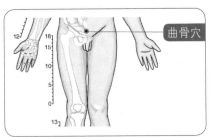

曲骨穴

动作5：揉按会阴穴

它是肛门与阴囊之间的一个穴位，下面通称为下丹田，用右手中指峰放在会阴处，轻轻揉动100次，阴部有微热发胀的感觉停止。

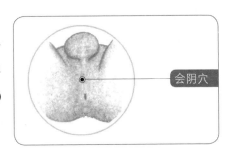

会阴穴

做这套收腹提肛操的关键是能够加强相关部位的血液循环，药物被充分吸收，细菌才能被彻底有效地杀死，对治疗也就更有利。

从阶段性上看，前列腺收腹提肛保健操主要适用于前列腺炎症的早期和中期患者。如果是细菌性的前列腺疾病，仅靠一套保健操是很难对付细菌的。对于晚期前列腺炎症来说，前列腺腺体、腺管、毛细血管都已经完全坏死或者纤维化，病变已经不可逆转。

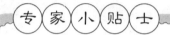

专家小贴士

骑自行车时，如果车座太高，或是车的大小不适合骑车的人，都会使骑车人骑车的姿势不正确，骑车动作不能协调，会阴部和车座不断发生摩擦，造成前列腺肿胀、充血，发生损伤。

第四章

经络养生，固本培元

利用经络养生，是我国流传已久的弥足珍贵的养生之道。按照中医学说，人体气血的运行全要仰仗经络，身体分布着众多的穴位，每一处都有其神奇的作用。前列腺病患者如果能利用这些穴位进行相应有效的治疗，对病情的好转有十分有益的帮助。

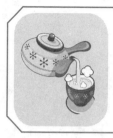

第一节

简简单单识穴位

认识经络和腧穴

对于前列腺疾病的患者来说，要利用经络来养生保健，首先要认识经络和腧穴。那么，现在就让我们来学习一下吧。

◎ 揭开经络的神秘面纱

1. 认识经络的真面目

经络是人体运行全身气血的一条通路。它不仅联络着脏腑肢节，而且还有着沟通上下内外的作用。火钵、体表、内脏以及体表，因为经络系统的相互联系而构成一个有机的整体。那经络到底是指什么呢？经，即为经络；络，则有网络的意思。其中，经脉属于主干，而络脉则属于分支。经脉大多在深部循行，络脉在较浅的部位循行，甚至有的脉络还会在体表显现出来。与具有一定的循行路径的经脉不同，络脉的循行是纵横交错、网络全身的。它会把人体所有的脏腑、器官、孔窍及皮肉筋骨等组织联结成一个统一的有机整体。所谓经络系统，通常包括十二经脉、十二经别、十五络脉、奇经八脉以及其外围所联系的十二经筋和十二皮部。其中，十二经脉与奇经八脉中的任脉、督脉合称为十四经，也是临床针灸的时候常用的部位。

2. 十二经脉的分布情况

在十二经脉的分布中，手经分布在人体上肢，足经分布在人体下肢，阴经分布在肢体的内侧，从上到后依次为太阴、厥阴、少阴，内属五脏；肢体外侧的为阳经，从前到后为阳明、少阳、太阳，依次排开。

◎ 浅谈腧穴

1. 理解腧穴的内涵

穴位是人们对腧穴习惯上的称呼。所谓穴位，是指临床上针灸艾灸的部位，也是人体脏腑经络之气输注结聚于体表的所在。通常，当人体某些内脏出现病症的时候，就会在所属经络的某些腧穴出现相应的病理反应，比如，压痛点或特殊的过敏点等。而针灸疗法，就是通过刺激这些"点"来调整经络与脏腑的功能的。

2. 腧穴的大致分类

①经穴：属于十四经系统的腧穴，大约有360个。其中，特定穴是指具有特殊治疗作用并有特殊称号的腧穴。

②阿是穴：是一种没有固定位置的腧穴，以压痛点或其他反应作为腧穴，所以又叫"压痛点""天应穴"。

③经外奇穴：是指没有归属于十四经的腧穴，因为其具有奇效，故称"奇穴"，大约有100个。

3. 常见的定位方法

我们都知道取穴是否准确，对临床的疗效有着很大的关系。因此，掌握常见的定位方法是非常有必要的。那么，常用的取穴方法有哪些呢？

①体表解剖标志定位法：所谓体表解剖标志定位法，即自然标志定位法，是一种依据人体解剖学的各种体表标志确定腧穴位置的方法。其中，固定的标志是指由骨节和肌肉所形成的突起、凹陷、五官

轮廓、发际、指（趾）甲、乳头、肚脐等；而活动标志，则是指各部的关节、肌肉、肌腱、皮肤随着活动而出现空隙、凹陷、皱纹、尖端等。不过，想要让这些标志出现，就需要采取相应的姿势。

②骨度4量定位法：骨度4量定位法，是指将体表骨节全长进行规定，一次来折量全身各部的长度和宽度，进行穴位分寸定位的方法。

③手指同身寸定位法：手指同身寸定位法，是一种以患者本人手指所规定的分寸为依据来量取腧穴的方法。比如，中指同身寸：是以患者的中指中节屈曲时，内侧两端纹头之间作为1寸，可用于四肢部取穴的直寸和背部取穴的横寸；横指同身寸：是由患者将食指、中指、无名指和小指并拢，以中指中节横纹为准，四指衡量作为3寸。

④简便取穴法：所谓简便取穴法，是一种很简单的取穴方法，比如，直立位两手下垂中指尖取风市穴等。通常，这种取穴法不会作为主要的方法，而只是一种辅助性的方法。

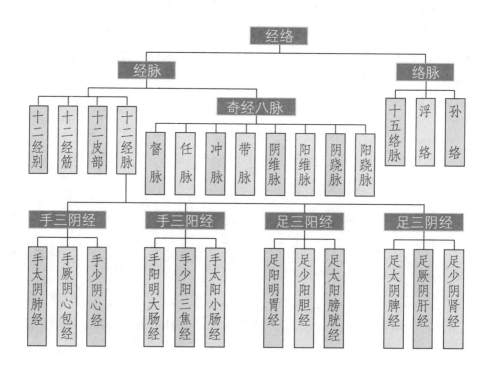

治疗前列腺炎的30个常用穴位

1.水道穴

【定位】在下腹部，当脐下3寸，距前正中线2寸。

【主治】小腹胀满，腹痛，小便不利。

【功效】通调水道，行气止痛。

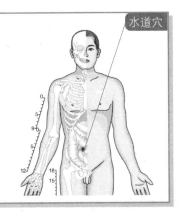
水道穴

2.归来穴

【定位】在下腹部，当脐下4寸，距前正中线2寸。

【主治】少腹痛，茎中通，小便不利。

【功效】行气止痛，利水。

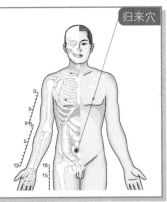
归来穴

3.下巨虚

【定位】在小腿前外侧，当犊鼻下9寸，距胫骨前缘一横指。

【主治】小腹痛，腰脊痛引睾丸，泄泻。

【功效】分清泌浊。

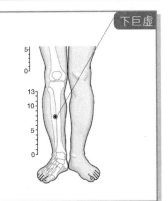
下巨虚

4.三阴交

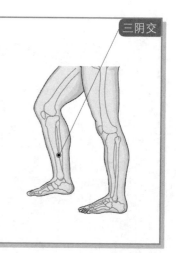

三阴交

【定位】在小腿内侧，当足内踝尖上3寸，胫骨内侧缘后方。

【主治】小便不利，遗尿，泄泻，阴茎痛，疝气，水肿。

【功效】清热化湿，健脾益气，活血化瘀，养血育阴。

5.阴陵泉

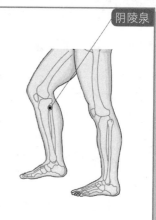

阴陵泉

【定位】在小腿内侧，当胫骨内侧髁后下方凹陷处。

【主治】小便不利或失禁，阴茎痛，遗精。

【功效】健脾利湿，调补肝肾。

6.地机穴

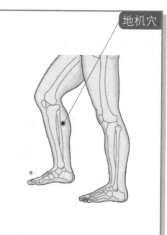

地机穴

【定位】在小腿内侧，当足内踝尖与阴陵泉的连线上，阴陵泉下3寸。

【主治】腹痛，水肿，小便不利，泄泻，遗精，腰痛不可俯视。

【功效】清热除湿，调经活血。

7.血海穴

【定位】屈膝，在大腿内侧，髌骨内侧端上2寸，当股四头肌内侧头的隆起处。

【主治】丹毒，小便淋漓，股内侧痛。

【功效】调经统血，健脾渗湿。

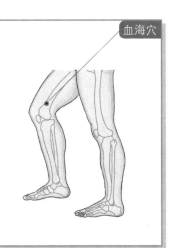
血海穴

8.箕门穴

【定位】在大腿内侧，当血海与冲门连线上，血海上6寸。

【主治】小便不通，五淋，遗尿，腹股沟疼痛。

【功效】渗湿通淋，行气止痛。

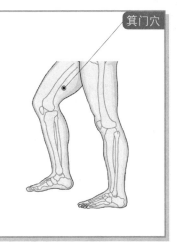
箕门穴

9.心俞穴

【定位】在背部，当第5胸椎棘突下旁开1.5寸。

【主治】惊悸，梦遗，失眠，健忘，心烦。

【功效】益气养心，通阳安神。

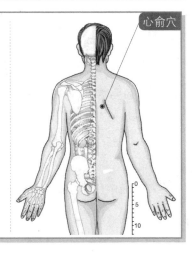
心俞穴

10.肾俞穴

【定位】在腰部，当第2腰椎棘突下旁开1.5寸。

【主治】遗精，阳痿，早泄，不孕，不育，遗尿，小便不利，水肿。

【功效】益肾助阳，纳气行水。

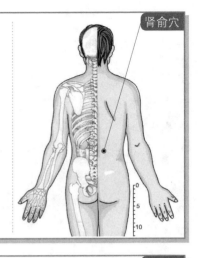

肾俞穴

11.膀胱俞

【定位】在骶部，当骶正中嵴旁开1.5寸，平地2骶后孔。

【主治】遗尿，遗精，小便不利，泄泻，腰骶部疼痛。

【功效】清热利湿。

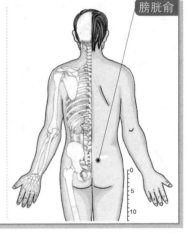

膀胱俞

12.上髎穴

【定位】在骶部，当髂后上棘与后正中线之间，正对第1骶后孔。

【主治】小便不利，遗精，遗尿，腰痛。

【功效】强健腰膝，疏利下焦。

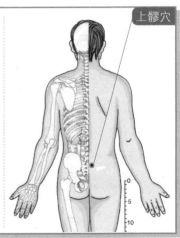

上髎穴

13.次髎穴

【定位】在骶部、当骶后上棘内下方，正对第2骶后孔。

【主治】腰痛，小便不利，遗精，遗尿。

【功效】强壮腰膝，疏利下焦。

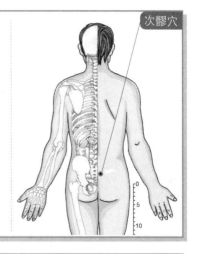

14.中髎穴

【定位】在骶部，当次髎内下方，正对第3骶后孔。

【主治】小便不利，赤白带下，便秘，腰痛。

【功效】疏利下焦，强壮腰膝。

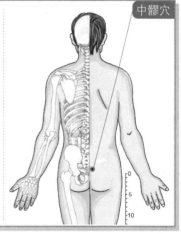

15.下髎穴

【定位】在骶部，当中髎内下方，正对第4骶后孔。

【主治】腰痛，小便不利，小腹痛，便秘。

【功效】强壮腰膝，疏利下焦。

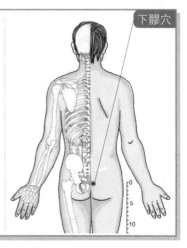

16.委中穴

【定位】俯卧，在横纹中点，当股二头肌腱和半腱肌肌腱的中间。

【主治】小便不利，遗尿，丹毒。

【功效】凉血，泄热，舒筋通络。

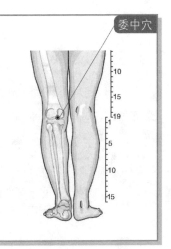

委中穴

17.涌泉穴

【定位】正坐或仰卧，跷足，在足底部，二三趾趾缝纹头端与足跟连线的前1/3和后2/3交点上。

【主治】小便不利，便秘。

【功效】益肾通便，宁神熄风。

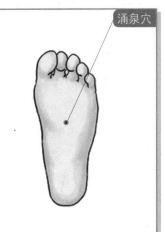

涌泉穴

18.太溪穴

【定位】在足内侧内踝后方，当内踝尖与跟腱之间的凹陷处。

【主治】遗精，阳痿，小便频数，失眠，健忘，腰脊痛。

【功效】益肾纳气，滋阴助阳。

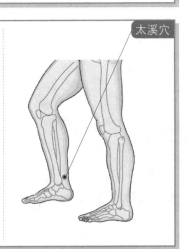

太溪穴

19.照海穴

【定位】在足内侧，内踝尖下方凹陷处。

【主治】小便不利，小便频数，失眠。

【功效】滋阴补肾，调理水道。

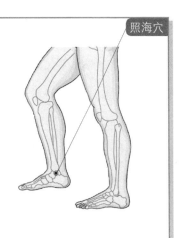

照海穴

20.大赫穴

【定位】在下腹部，当脐下4寸，前正中线旁开0.5寸。

【主治】阴挺，小便不利，小便频数。

【功效】补肾益气，通调下焦。

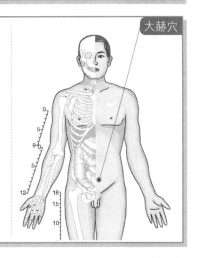

大赫穴

21.命门穴

【定位】在腰部，当后正中线上，第2腰椎棘突下凹陷中。

【主治】阳痿，遗精，遗尿，小便频数、泄泻。

【功效】温肾壮阳。

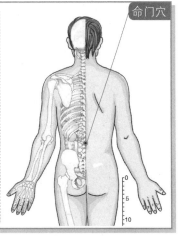

命门穴

22.会阴穴

【定位】在会阴部，男性当阴囊根部与肛门连线的中点。

【主治】小便不利，阴痛，遗尿。

【功效】益肾回阳。

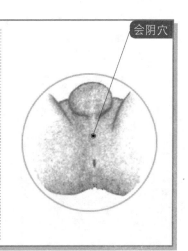

会阴穴

23.中极穴

【定位】在下腹部，前正中线上，当脐下4寸。

【主治】小便不利，遗尿，遗精，阳痿，早泄。

【功效】益肾助阳。

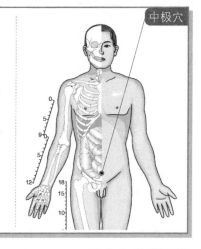

中极穴

24.关元穴

【定位】在下腹部，前正中线上，当脐下3寸。

【主治】小便频数，遗尿，尿闭，腹痛，遗精，阳痿，早泄。

【功效】导赤通淋，培补元气。

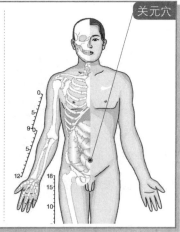

关元穴

25.气海穴

【定位】在下腹部，前正中线上，当脐下1.5寸。

【主治】遗尿，遗精，阳痿，早泄，腹痛。

【功效】益气，助阳，固精。

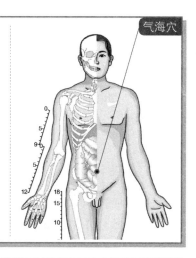

26.神阙穴

【定位】在腹中部，脐中央。

【主治】水肿，泄泻，腹痛，脱肛，虚脱。

【功效】利水固脱，温阳救逆。

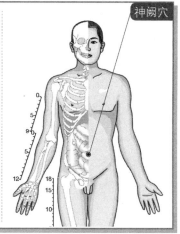

27.行间穴

【定位】在足背侧，当第1、第2足趾间，趾蹼缘的后方，赤白肉际处。

【主治】小便不利。

【功效】清泻肝火，平肝息风。

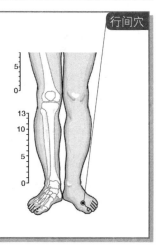

28.曲泉穴

【定位】在膝内侧，屈膝，当膝关节内侧面横纹内侧端，股骨内侧髁的后缘，半肌腱、半膜肌止端的前缘凹陷处。

【主治】小便不利，腹痛，遗精，阴痒，膝痛。

【功效】清利湿热，疏利下焦。

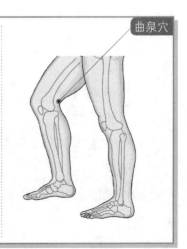

曲泉穴

29.腰阳关

【定位】在骶部，当后正中线上，正对骶骨管裂孔。

【主治】遗精，阳痿，腰骶痛，下肢痿痹。

【功效】温肾壮阳，散寒除湿。

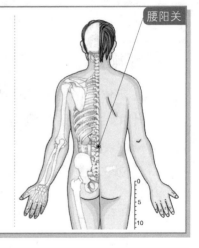

腰阳关

30.阴谷穴

【定位】在腘窝内侧，屈膝时当半腱肌与半膜肌之间。

【主治】阳痿，疝气，小便难，阴中痛，膝股内侧痛。

【功效】滋阴益肾，通络安神。

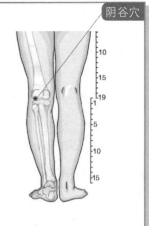

阴谷穴

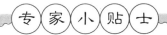

专家小贴士

认清人体与前列腺相关的各个穴位，并结合贴敷、按摩、针灸、刮痧等传统治疗方法，可以减轻前列腺疾病患者的痛苦。像慢性前列腺炎这种疾病，绝不是不治之症，重要的是诊断无误，分好类型，有病不乱投医，不乱治。

第二节

穴位敷贴，安全又有效

穴位贴敷的常用剂型

对于前列腺病患而言，穴位贴敷安全又有效，不失为一个明智的选择。所谓贴敷疗法，指在身体的特定部位，比如穴位、手心、足心、肚脐等，贴敷药物，通过一定途径发挥药物与特定部位双重作用的治病方法。一般来说，贴敷疗法疗效显著，经济方便。它属于外治法的一种，所以也就避免了药物内服的禁忌、副作用及患者不愿服用苦药等缺陷，尤其适用于老人等畏针忌药者。因为其好处多多，成为广大群众乐意接受的一种自然疗法。

◎ 散 剂

穴位敷贴中最基本的剂型就是散剂。以辨证选药配方为依据，然后，将药物碾成非常细小的粉末，再经过80～100目的细筛之后，药末便可以直接敷在穴位上，或者用水等调和成团贴敷，外面用纱布和胶布固定好，或者是将药末掺入普通黑膏药中，然后敷贴穴位。这个方法制作简单便捷，可以随意改变剂量，能够使药物对证增减，并且其还具有较高的稳定性和储存方便的优点。因为药物被碾碎后，会增大接触面，增强刺激性，所以很容易发挥其作用，因而有着较好的疗效。

◎ 糊 剂

所谓糊剂，就是指将散剂中加入赋形剂，如醋、酒、鸡蛋清、姜汁等调成糊状敷涂穴位上，然后在外面盖上消毒纱布，最后用胶布固定好。糊剂可以减慢药物的释放，从而延长药效。此外，糊剂还可以缓和药物的毒性，再加上赋形剂本身所具有的作用，自然可以很好地提高疗效。

◎ 膏 剂

通常，膏剂分为两种——硬膏和软膏，其制法也不尽相同。那什么是硬膏呢？把药物浸泡在植物油内1～2日后，然后，经过加热、油炸过滤后，得到药油，再将其加热煎熬直至滴水成珠，然后，再加入铅粉或者广丹就可以收膏。使用的时候，摊贴在穴位上。硬膏具有容易保存、作用持久以及用法简便的特点。而软膏则是指将药物粉碎成粉末状态，经过筛之后，加进酒或者醋，然后，放入锅加热，直至熬成膏状。使用的时候，摊贴在穴位上，定时换药即可。也可以在适量药末中，加入广丹、葱汁、凡士林、广丹蜜等调和成软膏，使用的时候摊贴在穴位上即可。软膏渗具有透性强、作用快、有黏着性以及扩展性的特点。

◎ 丸 剂

所谓丸剂，是指将药物研成细末状态，用蜜、水、酒、米糊、醋等调和，从而制成的球形固体剂型。通常，丸剂贴敷的时候，会选择小丸药。丸剂可以使药物缓慢地发生作用，这样药力可以更持久。并且，丸剂也非常便于贮存。

◎ 饼 剂

所谓饼剂，是指把药物粉碎之后，过筛，然后，再加入适量的面粉搅拌成糊状，最后将其压成饼状，放到笼上蒸30分钟，等到稍微凉一些之后就可以摊贴在穴位上了。其中，有些药物具有黏腻性，可以直接捣融成饼状，依据患者的病情轻重及贴敷部位，决定其大小和重量。

◎ 锭剂

所谓锭剂，就是把敷贴药物粉碎之后过筛，然后加入适量的水和面糊，制成锭形之后晾干。使用的时候，用水或者醋磨糊，涂在穴位上即可。这种剂型多用于慢性疾病，可以减少配制的麻烦，以便于随时应用。

贴敷法常用的赋形剂

赋形剂也就是基质，基质选用的是否得当，与药物的渗透吸收有着直接的影响。下面为常用的几种赋形剂。

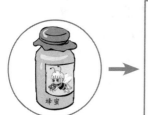

1.蜂蜜：蜂蜜是吸收比较快的一种赋形剂，有着"天然吸收剂"之称。蜂蜜不容易蒸发，能够使敷药保持一定的湿度，没有刺激性，具有祛风化瘀、缓急止痛、解毒防腐以及收敛生肌的作用。

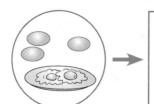

2.鸡蛋清：鸡蛋清中含有凝胶和蛋白质，能够加快药物的释放，但是，它也有一些缺点，即很容易干缩和霉变。

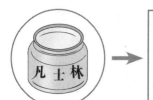

3.凡士林：凡士林的黏稠度十分适宜，非常便于使用，不容易变质，可以与药末调和成软膏，用于外敷，有着极好的穿透性。

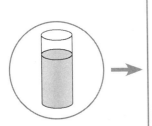

4.水、药汁、盐水：水、药汁、盐水都可以将药粉调和成糊剂或者制成药饼用于外贴。其中，水和药汁可以使敷贴的药物保持一定的湿度，这样，药物就容易浸透。并且，盐水能够离解物质，使药物更容易透入。

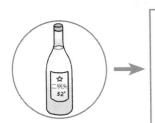

5.酒、醋、姜汁：酒、醋、姜汁能够走窜通经，具有温通气血、活血化瘀、散寒祛邪以及消结止痛的功效。它们也是临床效果较好的常用赋形剂。

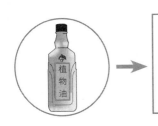

6.植物油：植物油也可以作为赋形剂，调和药末敷贴。但是，它的穿透力比不上凡士林。

急性前列腺炎的穴位敷贴疗法

药物贴敷的疗法，可以使药物快速地通过皮肤渗透进入人体内，从而达到治疗的效果。正所谓"外治之理即是内治之理"，采用贴敷疗法，可以有效地缓解症状，并且减少发作的频率，从而达到治疗及预防的目的。

◎湿热壅滞型

吴茱萸散

【组成】吴茱萸60克。

【穴位】中极、会阴。

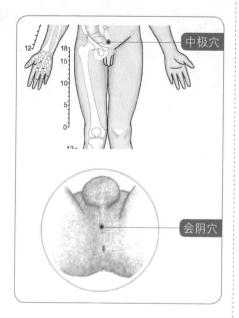

中极穴

会阴穴

【用法】将吴茱萸研末，用酒、醋各半，调制成糊状，外敷于中极、会阴二穴，局部用胶布固定，每日1次。

消淋饼

【组成】田螺肉7个，淡豆豉10粒，连须葱头3个，鲜车前草3棵，食盐少许。

【穴位】神阙。

【用法】将上述药物共捣成饼，敷于脐部即可。每日1剂，7剂为1个疗程。

莴苣车虎膏

【组成】莴苣1把，鲜车前草1棵，鲜虎杖根100克。

【穴位】神阙。

【用法】先将莴苣和鲜车前草混合捣膏，再取虎杖根研为细末，把药膏与药末混合后再捣烂搅匀，制成膏备用。用时取药膏如红枣大小一块，贴敷于脐窝内，盖以纱布，胶布固定。每日1次，显效即可停用。

◎热毒炽盛型

复方吴茱萸散

【组成】吴茱萸15克，白芨6克，大黄6克，胆南星3克。

【穴位】涌泉（双侧）。

【用法】将上药共研为末，用瓶装好备用；每次用量为15克；先用酒精棉球擦两足底涌泉穴，然后将药末以醋调成膏，摊于敷料上，贴于涌泉穴，用绷带包扎好。24小时后换药，病情严重者可连用。所敷药物在敷药期间要保持湿润，偏干燥者可用醋滴在绷带上以使其保持湿润。

五心贴

【组成】栀子10克，生石膏30克，元胡粉30克。

【穴位】劳宫（双侧）、涌泉（双侧）、膻中。

【用法】将上药共研为末，用鸡蛋清调成糊状，分别敷贴于双侧劳宫、涌泉和膻中处。热退后，即可去药。

蛤蟆敷脐法

【组成】活蛤蟆1只。

【穴位】神阙。

【用法】将活蛤蟆剖开腹皮直接敷于脐窝，外用纱布绷带固定。2小时换1次。热退后即可去药。

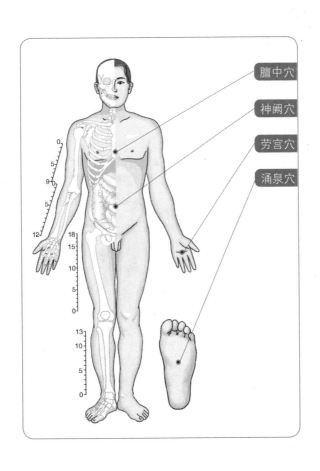

膻中穴
神阙穴
劳宫穴
涌泉穴

慢性前列腺炎的穴位敷贴疗法

　　对于慢性前列腺炎的患者来说，穴位敷贴法有着非常好的疗效。如果配合清热利湿或者活血化瘀、分清利浊的中药，更能明显地提高其疗效。当患者经过一段时间的治疗，临床症状有了很大的改善后，也要坚持在此基础上继续治疗一段时间，然后再停药。

◎湿热下注型

芩连热淋散

　　【组成】黄芩12克，栀子12克，车前子9克，木通9克，白膏药适量。

　　【穴位】神阙。

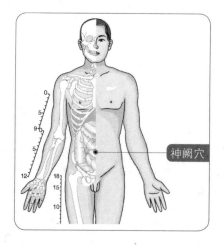

神阙穴

　　【用法】将黄芩、栀子、车前子、木通混合共研为末，贮存于瓶内备用；用时将膏药加入适量药末搅匀，分摊于布上，每帖重20～30克。贴敷于脐部，每3日更换1次，3次为1个疗程。

◎阴虚炎动型

滋阴膏

　　【组成】党参、苦参、黄芪、生地、熟地、天冬、麦冬、五味子、枳壳、天花粉、黄连、知母、茯苓、泽泻、山药、牡蛎、乌梅、葛根、浮萍各30克，雄猪肚1个，麻油、黄丹各适量，益元散（滑石36克，炙甘草6克）。

　　【穴位】神阙，第6、第7胸椎间，中脘。

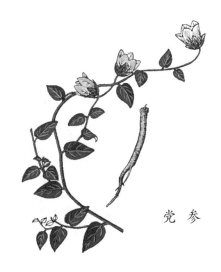

党参

【用法】除黄丹外，其余药物全部装入猪肚内，浸入麻油中；半天后，移入锅中，用文、武火煎熬至枯黄色，过滤去渣；再熬油至滴水成珠时离火，徐徐加入黄丹和益元散，用力搅拌至白烟冒尽，收膏。倒入冷水中浸泡3～5天祛火毒，每天换水1次，然后取出膏药放置阴凉处贮存。用时将膏药熔化，摊涂布上，每帖20～30克。

通淋养阴方

【组成】玄参、麦冬、当归、赤芍、知母、黄柏、生地、黄连、黄芩、栀子、瞿麦穗、萹蓄、赤茯苓、猪苓、木通、泽泻、车前子、甘草、木香、郁金、萆薢、乱发各10克。

【穴位】神阙。

【用法】将上药先用油煎熬，去渣，黄丹收膏，搅匀，取适量摊贴于脐部，外用纱布覆盖，胶布固定，3天换药1次。

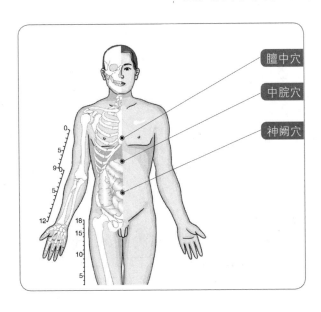

膻中穴

中脘穴

神阙穴

◎ 气滞血瘀型

麝香敷脐散

【组成】麝香0.15克，白胡椒7粒。

【穴位】神阙。

【用法】将白胡椒研为细末，装瓶密封备用；患者取仰卧位；将麝香粉倒入肚脐内，再将胡椒粉盖于上面，外面覆盖圆白纸，用胶布固定。每隔7～10天换1次，10次为1个疗程，每疗程间隔5~7天。

复方刘寄奴散

【组成】刘寄奴、马鞭草、赤芍、虎杖、黄柏、鱼腥草各10克。

【穴位】中极、关元、两侧膀胱俞。

【用法】将上药粉碎后过120目筛，然后装瓶避光密封备用；治疗时，将上药末调入适量比例的生理盐水、75%酒精及二甲基亚砜等，搅拌均匀成泥膏状；取适量贴敷于所选穴位上，用蜡纸、胶布固定，然后用暖水袋外敷20分钟，每日或隔日1次，30天为1个疗程，可连续敷贴3个疗程。

复方菊花膏

【组成】野菊花12克，金银花6克，吴茱萸15克，肉桂6克，僵蚕9克，玄参6克，大黄6克，槐花9克。

【穴位】神阙。

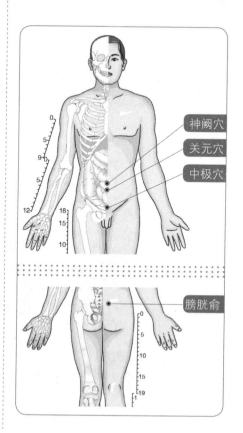

神阙穴
关元穴
中极穴

膀胱俞

【用法】上药粉碎研为细末，用凡士林、醋调成膏状。先在神阙拔罐后，将本膏加温敷于脐部。每周2次，15次为1个疗程。

◎ 肾阴不足型

补肾膏

【组成】①硫黄18克，母丁香15克，麝香3克，朱砂3克，独头蒜2枚。②川椒50克，韭菜子、附子、肉桂、蛇床子各20克，独头蒜300克（另备），麻油500毫升，广丹250克。

【穴位】神阙、关元。

【用法】方①除朱砂外，其他各药研末，将蒜与药末混合，捣成膏状，制成黑豆大小的丸剂，朱砂为衣，备用。方~②中各药放入麻油内，入锅加热，待药炸枯后，过滤去渣，再将油熬至滴水成珠，加入广丹250克，搅拌收膏待用，可将熬制的黑膏摊于5到10平方厘米的牛皮纸上。用时取药丸1粒，研碎摊放在黑膏中央，分别敷贴于神阙、关元处。每3日换药1次，5次为1个疗程。

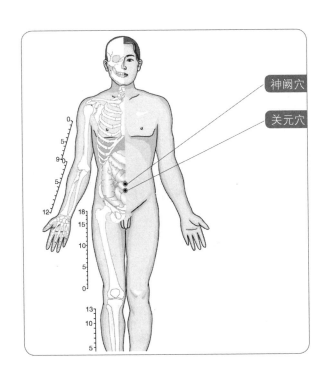

神阙穴

关元穴

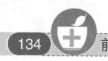

牡蛎大蒜饼

【组成】童便制牡蛎1.5克，大蒜头1枚。

【穴位】神阙。

【用法】将上药共捣为饼，贴于脐部，外盖纱布，胶布固定。每3日换药1次，5次为1个疗程。

◎肾阳虚损型

金匮肾气丸

【组成】金匮肾气丸（中成药即可）半丸，生姜1片。

【穴位】神阙。

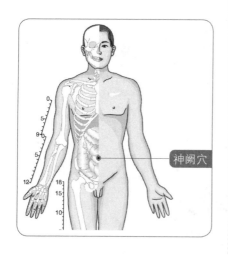

神阙穴

【用法】轻轻按摩神阙穴，使局部微红并有热感，然后用酒精消毒，将半丸金匮肾气丸压成铜钱大小，外敷神阙，上盖姜片并用黄豆大小的艾炷放在姜片上灸6壮。灸完除去姜片，用纱布外盖药饼，胶布固定即可。每晚睡前用艾条灸药饼，10～15分钟。每3天换药1次，6次为1个疗程。

温阳敷脐散

【组成】五灵脂6克，白芷6克，青盐6克，麝香0.3克。

【穴位】神阙。

【用法】将五灵脂、白芷、青盐共研为末，再加入麝香混匀，密贮备用；用时，将荞麦粉调和，捏成面圈放置于脐上，再将药末填实于脐中；用艾条于脐上灸之，以患者自觉脐中有热感为度。每2～4天灸1次。

兴阳饼

【组成】白胡椒3克，制附子6克，明雄黄6克，小麦面15克，大曲酒适量。

【穴位】神阙。

【用法】将白胡椒、制附子、明雄黄分别研为细末，再与面粉拌匀，后将大曲酒炖热倒入，调和制成药饼备用；需用时，将药饼敷于脐部，外加绷带固定。如敷上时药饼已冷，可用热水袋敷之。待腹内感觉温暖时，可去掉热水袋。

◎气不足型

益气补中散

【组成】黄芪、柴胡、党参、升麻各10克，枳壳15克，白术6克，麝香0.3克，陈醋适量。

【穴位】神阙。

【用法】除麝香外，将其他

诸药共研为末，以醋调成膏状装瓶备用；用时先取麝香0.15克纳入脐窝中央，再将药膏敷于脐上，纱布覆盖，胶布固定。每3日换药1次，10次为1个疗程。

参术四物膏

【组成】白术、党参、当归、熟地、白芍、川芎各9克。

【穴位】神阙。

【用法】将上药共研为末，用时以黄酒适量调和成膏状备用；用时将药膏敷贴于脐上，外盖纱布，胶布固定。每2日换药1次，连续敷药至病愈为止。

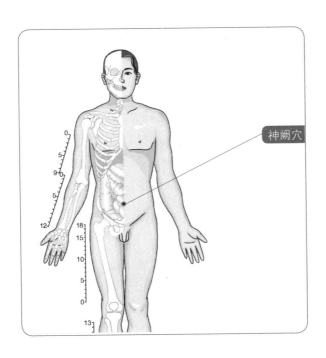

神阙穴

贴敷调治前列腺疾病须知

由于腧穴对药物具有很强的敏感性与放大效应，因此，穴位给药的生物利用度要明显高于一般的给药。在药物对皮肤产生刺激后，就会引起皮肤和患部的血管扩张，这样，就可以促进局部及全身的血液循环，从而增强新陈代谢，改善局部的组织营养，提升免疫的功能，同时，当药物进入体内的时候，能够相应地调理身体，从而达到治疗的目的。不过，运用得不恰当的话，就会严重影响其疗效，甚至有可能产生不良的后果。所以，如下一些细节性的问题，需要使用者注意。

如果患者属于过敏体质或者有过皮肤过敏的历史，应当谨慎地使用贴敷疗法。如果选择使用的话，就必须严密观察整个过程，一旦出现过敏的迹象，就必须立刻停止使用。

如果患者有出血性疾病，在使用莪术、三棱、红花、桃仁等破血逐瘀药的时候，应该密切观察全身有没有出血的倾向。

如果患者使用有毒的药物时，则一定要注意用量不能太大，敷药时间不能太长，并且，应该有间隔，以便防止产生毒副作用。尤其是久病体弱及有严重心脏病、肾脏病、肝脏病等患者需要注意这一点。严禁毒药入口。

如果患者用水、酒及鲜药汁调敷药物的时候，需要随调随用；若使用大蒜、斑蝥、白芥子等发泡剂的时候，可以适量地用蜂蜜来调敷，以便缓和其对局部皮肤的强烈刺激。

患者还需要注意颜面、五官部位、大血管部以及肌腱处应该禁敷或者慎敷。妇女在妊娠期间禁止在腰骶部、少腹部和一些可以引起子宫收缩的穴位使用。

患者在敷药的时候，需要注意药物的软硬和干湿度，并且，需要及时地更换，以防刺激皮肤，影响其疗效。患者在第二次敷药之前，可以用消毒干棉球蘸各种植物油或者液状石蜡擦去第一次所涂敷的药膏，切忌用汽油或者肥皂擦洗。

　　患者在使用贴敷的时候，要尽量避免一个穴位重复贴敷10次以上，对于需要长期治疗的慢性疾病，就应该辨证地选择两组以上的穴位交替使用。

　　患者在穴位贴敷之后，一般不适合参加游泳及重体力劳动等活动；在饮食方面，应该避免生冷、辛辣等刺激性的食物。

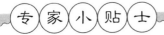

　　不管是急性前列腺炎还是慢性前列腺炎，都可以选择适合的药物贴敷在穴位。这种由表及里的治疗不仅操作方便、简单，而且安全有效。同时也要认识到，不能有"百病一贴"的想法，要适当配合其他的治疗方式。

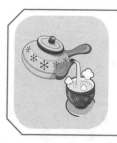

第三节

穴位按摩，举手投足就治病

按摩为何会让前列腺受益

什么是按摩？按摩就是指通过一定的手法作用于人体的肌表，以调整人体的生理、病理状态，从而达到身体保健的效果的方法。它的作用原理和各类手法有着非常密切的关系，但是总的来说，都是以中医学中的经络学说作为依据的。

经络贯通于人体的表面、上下与脏腑，是气血运行的途径，也是津液输布的网络。人体的腰腹部和会阴部属于许多重要经络循行和汇聚的场所，像冲脉、任脉和督脉都是在腹部进行循行的。冲脉，又被称为经脉之海，是十二经交汇之脉，接受着十二经脉的气血以便营养全身；督脉，又被称为阳脉之海，是阳经交会之脉，具有调节全身阳经经气的作用，主要治疗会阴部和腰骶部的病症；任脉，又被称为阴脉之海，是阴经交会之脉，具有调节全身阴经经气的作用，主要治疗会阴、生殖及肛肠的病症。足厥阴肝经、足太阴脾经和足少阴肾经不但主治经脉循行部位的病症，而且还主治生殖器和前阴病。

据中医学典籍中记载，按摩术可以调节阴阳的平衡，疏通气血经络，并且，还能活血化瘀、调整脏腑、强身壮骨、增强人体抗病能力等。

大量的医学研究实验已经证明，各种按摩手法都是由各种动作所产生的力在机体引起的一系列的效应。通常，人体接受按摩之后，局部组织内的微循环系统会变得更加畅通，血流也开始丰富，大大改善了血液循环，加速了肌肉内部的代谢物的排除，并且，毛细血管血液充盈情况也有所好转，细胞积聚现象开始消失等变化。这有利于局部组织的新陈代谢，有利于消除肌肉的疲劳，有利于提高肌肉活动的能力。

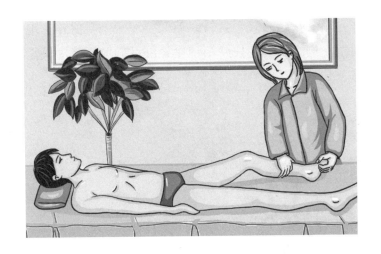

 适合前列腺病患者的按摩手法

经研究发现，不管是从会阴部对前列腺的直接按摩刺激，还是从腰腹部或者其他特殊部位对前列腺的间接按摩刺激，只要其强度是适当的，方法是正确的，前列腺被刺激之后，会刺激前列腺部位神经以引发相应的双向调节冲动，从而缓解前列腺的充血、减轻肌肉拮抗性紧张。此外，中老年人群和前列腺功能异常人群还可以进行一些运动辅导，如早晨起床后或者晚间休息之前，做腰腹部和会阴部按摩，所有参与者的前列腺不适感均可得到一定的缓解，心理负担也会逐渐消除。具体操作手法如下。

按 法

释义：以手指和掌部的不同部位，放在经穴或者其他部位慢慢地用力加压的手法，叫做按法。用大拇指或者拇指的指腹按压体表的方法叫做指按法，用单掌或者双掌交叠按压则称为掌按法。

操作：用食指指腹轻轻揉挤，但又要稍用力实实在在地自前列腺两侧压向中央沟，两侧各按摩两三次，继而向前下挤中央沟处的前列腺尿道部。

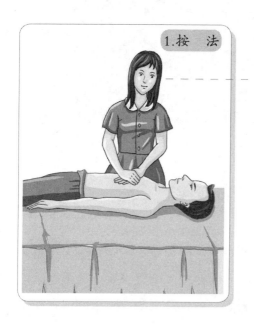

1.按　法

要领

垂直按压，固定不移，由轻到重，稳而持续，忌用暴力。按压要保证既平稳又有节奏感。

功效：活血止痛，疏松肌筋，理筋正复，开通闭塞。可以用于腰腹部和四肢，适用于各种人群的前列腺保健及前列腺疾病的辅助治疗。

揉 法

释义：以指、掌紧贴在施术部的穴位上，进行左右、前后轻柔缓和的内旋及外旋的摆动，叫做揉法。以拇指进行旋转揉动叫做指揉法；以鱼际部进行旋转揉动叫做鱼际揉法，掌根着力进行揉动则称为掌根揉法。

操作：指揉法着力要轻柔，做和缓的旋转揉动来带动皮下组织。这个方法需要注意着力均匀，动作连贯，由轻而重，逐渐扩大范围。旋而不滞，转而不乱，揉而浮悬，动作深沉，作用面积小而集中。掌揉法应该放松腕部，以肘作为支点，用前臂旋转摆动来带动腕部做轻柔、缓旋揉。揉动的时候，蓄力于指掌，紧贴在操作的部位。

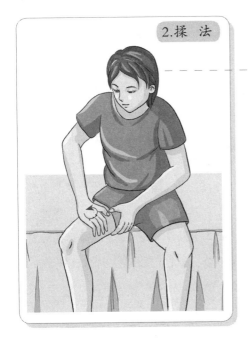

2. 揉 法

要领

术者指掌皮肤与受术者施术部位皮肤相对位置不要改变，用力应该轻柔、和缓，由轻到重，然后再到轻。动作应以顺时针为主，做到有节律，速度均匀，通常以每分钟120～160次为最佳，移动的时候要缓慢。

功效：活血化瘀，调和气血，理气松肌，舒筋活络，消肿止痛，温经散寒。可以用于腰腹部和四肢，适用于各种人群的前列腺保健及前列腺疾病的辅助治疗。

推 法

释义：术者用指和掌于受术部位着力，进行单方向的直线或者弧形移动的方法，叫做推法。用两手拇指或者多指按压在施术部位向两侧相反方向分开推动叫做分推法，用指或者掌按压在体表受术部位上进行直线推移则称为直推法。

操作：分推法术者用双手拇指或者多指，在施术部位按压，然后，向两侧相反方向推动，叫做指分推法。全掌直推法，则是指术者以全手掌于施术部位着力，五指稍微分开，挺直腕部，以单掌、双掌或者双掌重叠加力做单方向推动的手法。

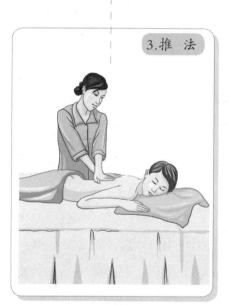

3. 推 法

要 领

分推法要求两手均匀用力，动作柔和，并且协调一致。术时既可以做直线移动，也可以沿着体表做弧形推动。直推法手指、掌或鱼际部应该紧贴施术部位皮肤，要做到用力着实，重而不滞，轻而不浮，并且必须保证推进速度和力度均匀、持续，且动作协调一致，保持一定的与皮肤垂直的力度，做单方向的直线推法，但是，要注意不可以偏斜。

功效：疏通经络，解痉镇痛，理筋活血，消瘀散结。可以用于腰腹部及四肢，可作为各种人群的前列腺保健及前列腺疾病的辅助治疗。

点 法

释义：用屈曲指关节突起的部位，于施术部位或者穴位着力，按压、戳点，这就叫做点法。食指屈曲以第一关节点击施术部位叫做屈食指点法，以拇指点击施术部位则称为拇指点法。

操作：屈食指点法要求术者屈曲食指，然后与其他手指相握，用食指第一指间关节突起的部分于施术部位点压。术时可以用拇指末节内侧缘紧压食指中部，以便增加其力度。拇指端点法术者以手握空拳，拇指伸直并紧紧靠在食指中节桡侧面，用拇指端于施术部位点压，向下点压的时候拇指指腹紧贴食指中节桡侧，以避免因为用力不当而扭伤拇指间的关节。

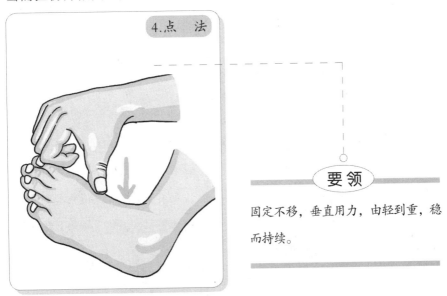

4.点 法

要领

固定不移，垂直用力，由轻到重，稳而持续。

功效：消肿止痛，通经活络，祛散风寒，点血开筋，开通闭塞，解除痉挛。可以用于腰腹部及四肢，作为各种人群的前列腺保健及前列腺疾病的辅助治疗。

颤 法

释义：以手掌或者掌指自然伸直于施术部位着力，用前臂和腕部做急剧而细微的撮动，叫做颤法。用掌部着力叫做掌颤法，用手指着力则称为指颤法。

操作：术者用单手或者双手的手掌以及掌指自然伸直平放在施术部位，稍微施以压力，使其与施术部位贴实，把力贯注于施力的手和臂部，然后，用腕力及臂部做左右细微而急剧的摆动，主要摆动的速度应快点，幅度应小点，颤就是摆而滞。

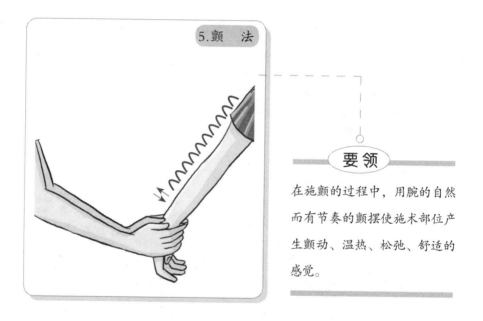

5. 颤 法

要领

在施颤的过程中，用腕的自然而有节奏的颤摆使施术部位产生颤动、温热、松弛、舒适的感觉。

功效：松弛肌筋、解除粘连以及理气活血。可以用于腰腹部和四肢，作为各种人群的前列腺保健及前列腺疾病的辅助治疗。

前列腺炎的耳穴按摩法

　　众所周知，耳朵，连通着全身。中医认为，耳者，宗脉之所聚也。意思就是说耳朵属于人体重要经脉汇聚地之一。古时的医学家们就已经发现，耳朵上的好多点，也就是耳穴，如果用细棍刺之，可以减轻或者消除某些病的症状。之后，逐渐地形成了针灸推拿中的一个非常重要的分支，即耳穴按摩。

◎ 简单地认识一下耳穴

　　所谓耳穴，就是指分布在耳郭上的腧穴，也就是人体各处的生理、病理的变化所对应的耳郭上的反应点。适当地对耳穴进行按摩刺激，可以对身体相应的部位调剂治疗。

　　1. 耳郭的表面解剖的名称

　　耳轮：耳郭卷曲的游离部分。

　　耳轮脚：耳轮深入耳甲的部分。

　　对耳轮：与耳轮相对呈"Y"字形的隆起部，由对耳轮体、对耳轮上脚和对耳轮下脚三部分组成。

　　对耳轮上脚：对耳轮向上分支的部分。

　　对耳轮下脚：对耳轮向前分支的部分。

　　三角窝：对耳轮上脚和下脚之间的三角形凹窝。

　　耳屏：耳郭前方呈瓣状的隆起。

　　对耳屏：耳垂上方与耳屏相对的瓣状隆起。

　　耳垂：耳部下部无软骨的部分。

　　耳甲：部分耳轮和对耳轮、对耳屏及外耳门之间的凹窝。由耳甲艇、耳甲腔两部分组成。

　　耳甲腔：耳轮脚以下的耳甲部。

　　耳甲艇：耳轮脚以上的耳甲部。

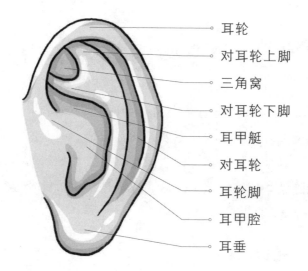

耳轮
对耳轮上脚
三角窝
对耳轮下脚
耳甲艇
对耳轮
耳轮脚
耳甲腔
耳垂

2. 耳穴分布的规律

耳穴在耳郭上的分布，具有一定的规律。其分布就像一个倒置在母亲子宫中的胎儿，头部朝下，臀部朝上。其分布规律可以总结为：耳垂分布的是与面颊相应的穴位，耳舟分布的是与上肢相应的穴位，耳轮体部分布的是与躯干相应的穴位，耳轮上下脚分布的是与下肢相应的穴位，耳甲艇分布的是与腹腔相应的穴位，耳甲腔分布的是与胸腔相应的穴位，耳轮脚周围分布的是与消化管相应的穴位等。

通常，医生给患者初次选取耳穴治疗的时候，常常有"男左女右"的习惯。当然，患者在应用的时候，也可以不拘于此，可以采用双侧轮流的方法交替使用。

◎如何进行耳穴按摩治疗

1. 常用的治疗前列腺的耳穴

肾：在对耳轮下脚下方后部。

膀胱：在对耳轮下脚下方中部

皮质下：在对耳屏内侧面。

内生殖器：在三角窝前1/3的中下部。

尿道：在耳轮脚前上方的耳郭处。

盆腔：在三角窝后1/3的下部。

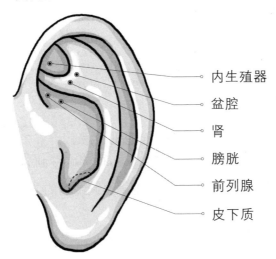

内生殖器

盆腔

肾

膀胱

前列腺

皮下质

2. 耳穴压籽法

所谓耳穴压籽法，是指选取一些质硬而光滑的小粒药物种子或者药丸等贴压耳穴，从而防治疾病的方法。这个方法又称压豆法、压丸法，是在耳毫针、埋针治病的基础上产生的一种非常简易的方法。

它不但能够收到毫针、埋针一样的疗效，而且安全、无创、无痛，并且能够持续地刺激，因此，很容易被患者所接受。

选穴：肾、膀胱、皮质下、内生殖器、尿道、盆腔、神门。

材料：所用材料可因地制宜，植物种子、药丸等，凡是具有表面光滑、质硬无副作用、适合贴压穴位面积大小的东西均可选角，如王不留行子、油菜子、莱菔子、六神丸、绿豆、小米等。

方法：选择上述各穴，然后局部消毒，将材料黏附在0.5厘米×0.5厘米大小的胶布中央，然后贴敷于耳穴上，并给予适当按压，使耳郭有发热、胀痛感（即"得气"）。

3. 耳穴疗法

所谓耳穴法，是指用短毫针针刺或者其他方法来刺激耳穴，从而达到防治疾病的目的的方法。关于"耳脉"、耳与脏腑经络的生理病理关系，甚至借耳诊治疾病的理论和方法等，在古代医学著作中已经有了相应的记载。近30多年来，耳穴诊治方法经过大量的临床实践和实验研究，得到了迅速的发展，已经初步形成了耳穴诊治的体系。

 前列腺炎的手部按摩法

手部和足底一样，也是一个全息的单元。许许多多内脏器官的反射区都位于我们的手部。这些反射区不但能够反映我们身体的健康状况，而且通过刺激相应的反射区，能够达到治病的效果。

◎ 常用反射区

1. 前列腺

位于中指节近指骨底处。

2. 膀胱

位于第三掌骨头与中指近节指骨连接处。

3. 肾

位于双手掌、双手背的中部，手第二掌骨与第三掌骨中间和第三掌骨与第四掌骨中间。

4. 肝

位于双手手掌无名指、小指中缝向下延伸至感情线交叉点下方。

5. 生殖腺

此穴位于双手手背背腕两侧凹陷处，每手有两处反射点，双手有四处穴点。

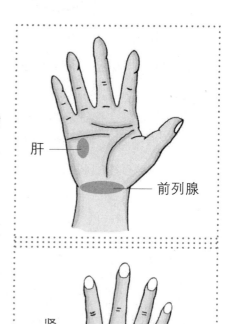

◎ 常用手法

我们应该怎样利用手部的按摩来达到治病的目的呢？其具体的按摩手法如下：

1. 压按法

大拇指从痛点上往深处按压，其余四指在痛点的反面也就是手背处相应地对顶着。

2. 推按法

大拇指沿着酸胀痛点的肌纤维推按。

3. 揉按法

大拇指在手掌面的酸胀痛点处依顺时针方向揉按。

4. 夹法

这也是一种为了使反射区获得更强和更持久的刺激方法。可以用反射夹或者一般的晒衣夹夹住反射区的位置来达到目的。

5. 捆扎法

此法是为了使反射区在手指部位获得更强和更持久有效的刺激方法。可以用橡皮筋等捆扎手指来获得。

6. 顶压法

双手指指尖相对对顶，也可用反射梳、铅笔或类似的器具顶压反射区域。应用上述的按摩手法，每周至少按摩2次，每次15分钟。

7. 挤压法

这是一种可以消除精神紧张，促进全身的神经系统兴奋的方法。可以把双手十指相互交叉用力握紧，用力挤压手指。

 前列腺炎的足底按摩法

人们对于足底按摩这个名词应该不会陌生了。那些大小不一的

"足浴""足疗"的广告牌，让人们对足底按摩有了很深的印象。那么，足底按摩到底是什么呢？足底按摩，又叫足部反射疗法、足道养生、足部病理按摩等，是一种以刺激足部反射区为主的按摩疗法。

下面我们就先来认识一下反射区。人的脚内有着非常丰富的神经末梢，信息和能量流经过这些神经末梢，从身体所有器官及部位反射到脚底的一定区域。而这些区域就是所谓的反射区。反射区属于神经的聚集点，这些聚集点与人体的各个器官有着相应的对应关系。通常，每个器官都会在脚部有一个固定的反射位置。身体的左半部分的器官、右半部分的器官，分别与左脚的相应区域及右脚的相应区域有着一定的联系。当一个人身体的某一个器官或者体表的某一部分发生病变的时候，都会在相应的反射区内出现一定的反应。在这里需要特别指出的是，由于头部器官的神经下行传导过程左右交叉，所以在脚部的反射区也是左右交叉的。也就是说左侧头部器官的反射区一般在右脚上，而右侧头部器官的反射区一般在左脚上，如左眼的反射区在右脚上，而右眼的反射区在左脚上。

通常，我们所接触到的足底按摩，主要是通过直接或者间接的方法，在脚部的反射区施力，运用各种手段给脚部相应部位一定的疼痛刺激，通过反射区的作用来及时纠正身体相应器官的不正常的状态，最终达到治疗保健的效果。

◎ 常见的足底反射区

前列腺：位于两足跟内侧。

肾：位于双足脚掌，距脚趾约1/3中央凹处。

膀胱：位于足的内面，正好在足跟前内侧下部。

尿道：位于膀胱反射区向上并向后，正好位于足跟的内侧。

生殖腺：反射区在足跟外侧，右侧的反射区在左足，左侧的在右足。

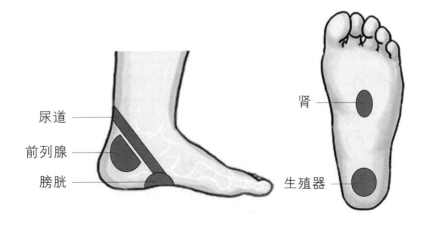

尿道
前列腺
膀胱

肾
生殖器

◎ 足底按摩可用的介质

介质对于足底按摩治疗来说是不容忽视的，因为其能够增强按摩的疗效，润滑并保护皮肤。常见的介质不外乎以下几类：

1. 水汁剂

用水、中药、姜汁水煎液等，可以在中药浴足时结合使用。

2. 酒剂

把药物放在75%酒精或者白酒中浸泡而成的，可以使用椒盐酒、正骨水、樟脑酒、舒筋活络药水等。

3. 油剂

从药物的提炼中获得，常用的有松节油、麻油等。

4. 散剂

将药物晒到干燥为止，然后捣细，研末为散，可以用于摩腰散、摩头散、滑石粉等。

5. 膏剂

在药物中加入适量的赋形剂，比如凡士林等调制而成的。也可以应用润肤霜、护肤油、按摩乳等。

◎足底按摩的手法

所谓足底按摩的手法，是指以拇指为主的手法，具有简单易学、方便使用的特点。并且，因为拇指动作最为灵活，感觉也最为灵敏，最容易施加力量，也比较容易控制其轻重，所以其按摩的效果最好。

1. 食、中指顶压法

用一只手握着脚，另一只手半握成拳状，使食指或者中指弯曲，以近端指间的关节作为施力点。这是足底按摩中最为常用的一种手法，可以用于大部分足底穴位，最为常用的穴位主要有肾、肾上腺、膀胱、输尿管、额窦等。

2. 食指刮压法

将拇指固定，并使食指弯曲成镰刀状，以食指内侧缘施力进行刮压的按摩。此手法适用于有较大面积的穴位，比如，生殖腺、前列腺、甲状腺、尾骨内侧以及子宫等。

3. 拇指指腹按揉法

用一只手握着脚，将另一只手的拇指指腹作为施力点。这个手法主要适用于足底较为柔软的部位，比如，心、胸椎、性腺、腰椎、前列腺、骶椎以及子宫等。

4. 双指钳法

用一只手握着脚，使另一只手的食指和中指弯曲呈钳状，将患者的拇指夹住，食指的第二跖骨内侧固定在足穴的位置上，然后，用拇指在上面加压。本手法适用于趾端的穴位，比如，头、目、额窦等。

5. 拇指间施压法

以一只手握住脚部，然后，用另一只手的拇指指端用力按压。这个手法适用于的穴位要求其面积应该小一点，比如，脑干、小脑、鼻、颈项、三叉神经、扁桃腺等。

6. 双指捻揉法

先用拇指和食指夹持住脚趾，然后，使其相对捻揉。此手法主要适用于趾端的穴位。

7. 拇指直推法

将拇指指腹放在穴位上，然后在其区域直推。这个手法适用穴位的面积一般较大。

8. 双指扣拳法

以一只手握住脚，另一只手半握紧，使食指与中指弯曲，然后，再用食指和中指的近端指间的关节顶点来施力按摩。

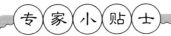

对于急性细菌性前列腺炎、疑似前列腺结核、肿瘤的患者，一定要禁止按摩。因为按摩不仅不会对患者有帮助，反而会起到反作用。在前列腺疾病发作期间，不能进行按摩，防止炎症发生扩散，演变成败血症。

第四节

针灸，其实没有那么神秘

 针灸疗法注意事项

针灸是通过针刺和艾灸等方法，按照中医理论来防治疾病，主要分为针刺法和灸法。它具有适用病症广、方便、经济等特点，因疗效显著而备受推崇。

针刺法主要是借助金属针具，用针刺人体腧穴。而灸法是在易燃物中加入药物，在人体腧穴或患处进行烧灼熏烤，用热度刺激皮肤。虽然两种方法的工具和操作都不同，但是都是以刺激腧穴而起到疏通经络、调气血、防病治病的效果，两种方法还可以结合使用。

◎ 施针注意事项

在针灸之前，要按照施针的穴位不同，安排患者采用合适的体位，用软垫进行固定，避免由于患者不能持久保持姿势而发生意外。

在针刺前，施针者要洗干净双手，对施针的穴位也要用酒精进行消毒；选针要看穴位的深浅和患者的身体状况，同名的穴位要选用相同的针；在用之前，要细心检查针柄、针体和针尖；对初次进行治疗的前列腺病患者，要做一些思想工作，减轻患者的担忧和疑虑。这里，一定要告诉患者，在治疗过程中，不要随意乱动，一旦有不适的情况出现，可以告诉给施针者。

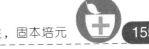

◎ 施灸注意事项

①防止烫伤：施灸时艾炷要放置平正，防止滚动。艾条灸应不时向上或向左右移动，防止过于灼热，患者呼烫时即应略为抬起，并时时弹去艾灰，注意勿使火星下落，以避免烫伤皮肤或烧坏被褥。

②灸后处理：灸治以后，患者被灸的局部皮肤一般呈现浅红晕，片刻自然消失，无须加以处理。如红晕色深，或有灼痛感，应涂以油膏少许，加以保护。如局部起泡，这就叫"灸疮"，应涂消毒油膏，并以纱布包扎，防止继发感染，一般7天左右即可自愈，下次改换穴位施灸。

③在饥渴、酒醉、饱食、劳累、愤怒、惊恐、情绪不快和剧烈运动以后，都禁忌针灸，酒醉后更绝对禁灸。

④神经干表浅部分的穴位要少灸或禁灸。

 ## 适合前列腺病患者的针灸方法

◎ 治法1：深刺白环俞。

【穴位】主穴白环俞，配穴肾俞、中极、三阴交。

【针法】白环俞选用26号4～5寸毫针，常规消毒后，刺入3.5～4.5寸深，当会阴部出现麻胀样针感时提插捻转半分钟，留针30分钟。肾俞选用1.5寸毫针向脊椎方向刺入1寸左右，出现针感时提插捻转半分钟，留针30分钟。针刺后在双白环俞与双肾俞拔火罐10分钟。中极用1.5寸毫针刺入0.5～1寸，取得麻胀样针感时，用平补平泻手法行针1分钟后出针，不留针。三阴交用1.5寸毫针直刺1寸左右，取得针感后采用先泻后补手法行针1分钟后出针，不留针。每日1次，10次为1个疗程，疗程间休息5天再进行下一个疗程，共治3个疗程。

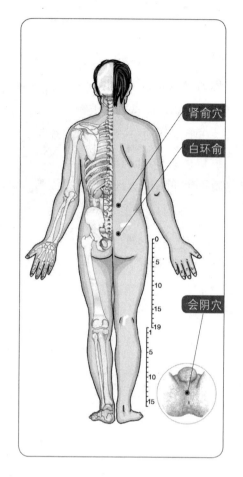

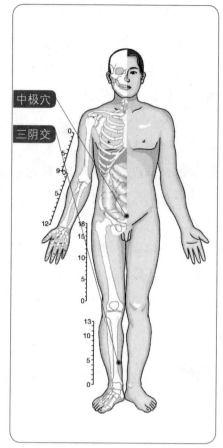

◎治法2：针刺特定穴

【穴位】会阴穴。

【针法】行针刺点局部常规消毒皮肤，取用28号3～4寸毫针，作45°角刺入，针尖向内侧会阴部进针，针进深度1.5～2寸，以针感向会阴部生殖器放射为佳，小幅度提插捻转1分钟，留针20分钟，期间每隔4分钟，作小幅度提插捻转1分钟，强度以患者能忍受为宜，起针完毕。每日1次，5次为1个疗程。

◎治法3：芒针透刺

【穴位】水道、气海、关元、归来、中极等穴。

【针法】取秩边透水道（使针感传至尿道口）、气海俞（捻转补法）、气海、关元、归来、中极、太溪、太冲穴。平补平泻法。诸穴留针30分钟，前面小腹部配合TDP穴位照射，每日针刺1次，10次为1个疗程，休息2天再行第2个疗程，共治疗2个疗程。

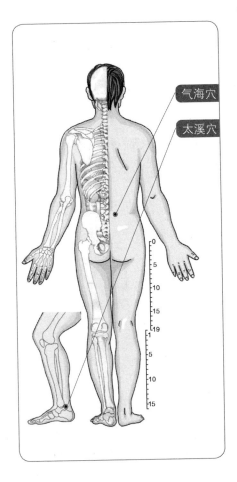

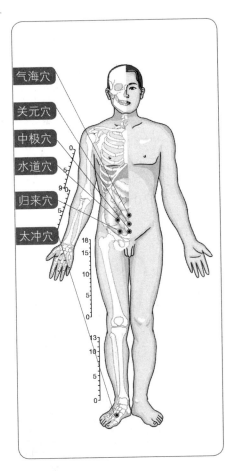

◎治法4：芒针

【穴位】水道、气海、关元及配穴。

采用秩边透穴深刺，从秩边透向少腹部水道穴下，辅以深刺气海、关元等穴。

配穴：肾虚腰痛加肾俞、气海俞；阳痿、遗精、早泄加三阴交、太溪；食少便溏、身重肢冷、失眠健忘酌加足三里、神门、百会；咽干、烦渴欲饮、大便秘结加大椎、丰隆。

【**针法**】秩边透向水道穴，采用直刺深透，体位为患者俯卧位或侧卧屈膝位，选用30号芒针，徐缓进针，刺至5～6寸许，有针感缓缓放散至尿道，是谓得气。然后进行弹搓手法针感加强，使经气疾行。二种手法结合能激发经气，加强补泻，改善前列腺的正常血运，促进腺体微循环改善，进一步恢复前列腺功能。气海、关元刺3～5寸深，以捻转泻法令气至病所；肾俞、气海俞针刺刺向椎体横突，进针1.5～2寸；三阴交向后斜刺呈45°角，令针感从小腿上升至大腿内侧，得气后以捻转补法；足三里穴直刺2寸，施以烧山火法；丰隆以捻转泻法；神门、内关刺0.5～0.9寸，施以捻转补法；大椎直刺0.5寸，以捻转泻法；百会斜刺0.2～0.3寸，以捻转补法。

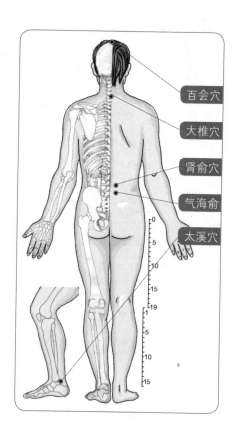

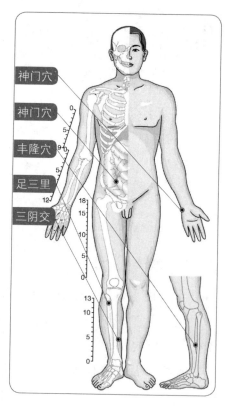

◎治法5：傍针刺

【穴位】 中极、秩边穴，治疗慢性前列腺炎。

主穴取中极、秩边、肾俞、三阴交穴。随症配穴：尿道症状明显加阴陵泉、膀胱俞；局部胀痛甚者加志室、气海；有性机能障碍加次髎、百会、关元。

【针法】于主穴中极、秩边穴采用傍针刺。即先嘱患者排空膀胱，取仰卧位，以31号3寸针在中极穴直刺1针，再在近旁斜向中极穴加刺1针，进针1.5～2寸，得气后，予以小幅度捻转提插使局部酸胀感扩散至会阴部。而后取俯卧位，以28号4寸针于秩边穴直刺1针，同样的方法在近旁加刺1针，进针约3.4寸，得气后，行提插捻转之泻法，要求酸胀或轻微触电感传至会阴部，如出现强烈的触电感传向下肢或臀部，须纠正针刺方向。余穴得气后，均采用平补平泻手法。每穴间歇动留针30分钟，每隔10分钟，如上法运针1分钟。

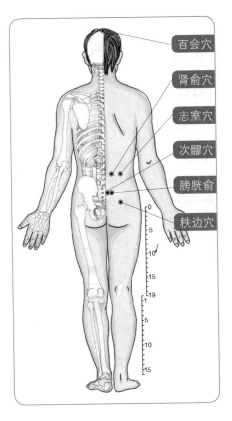

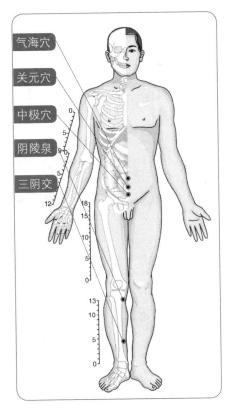

◎治法6：芒针透刺法

【穴位】主穴取秩边透水道。实证加阴陵泉、行间，虚证加三阴交、太溪，肾阴虚加大赫，下元虚惫加气海、关元。

【针法】秩边透水道以6寸芒针，从秩边穴定向透到少腹水道穴，令针感达会阴及尿道麻窜感为佳，进针轻捻缓进，押手密切配合，寻求良好针感，使气至病所；阴陵泉、行间捻转泻法；大赫以4寸芒针垂直刺入，令针感达会阴及尿道；气海、关元以4寸芒针垂直刺入，轻捻缓进，施捻转呼吸补法；三阴交、太溪施捻转提插复式补法。每日1次，10次为1个疗程，疗程间休息1～2天。

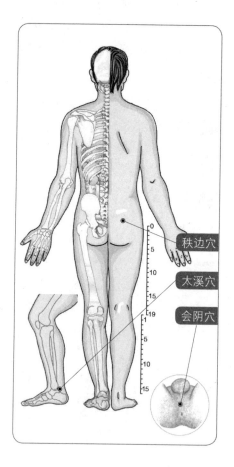

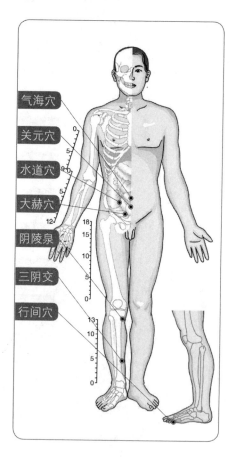

◎ 治法7：挑刺

【穴位】选双肾俞、秩边穴。

【针法】经常规取穴消毒，取特制针挑针，针尖横贴皮肤平刺，挑起肌纤维前后及左右摇摆约1分钟，并将纤维丝挑断，在原针口下针再挑，每穴挑治时间约15分钟，挑口严格消毒，盖无菌敷料，每周1次，5次为1个疗程。

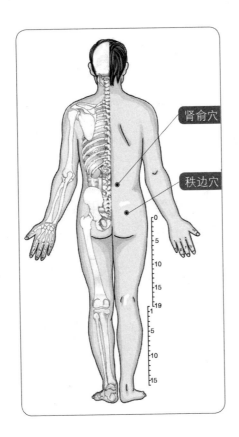

◎治法8：针刺会阴穴为主

【穴位】以会阴穴为主穴，尿痛者加取太冲、至阴，腰骶部酸痛加肾俞、次髎，尿不尽伴全身沉重、舌苔厚腻、脉弦者加三阴交、脾俞。

【针法】会阴穴用26号3寸毫针，略向内斜刺2～3寸深，当患者会阴部有酸胀感，医者感觉沉紧时，提插3～4次，然后紧守其气，留针20分钟，摇大针孔出针；至阴穴点刺放血；肾俞、次髎、三阴交毫针针刺，泻法，留针。每日1次，10次为1个疗程。

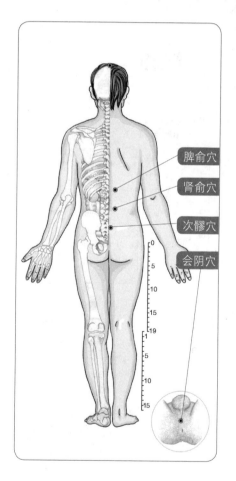

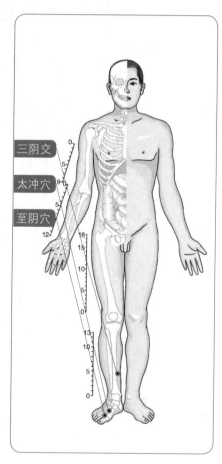

◎治法9：点刺至阴穴

【穴位】至阴穴。

【针法】取内至阴（位于足小趾甲内侧后角去甲一分许）、至阴。常规消毒后，用三棱针点刺放血20滴左右。每日1次，左右交替，10次为1个疗程，每个疗程间隔5天。

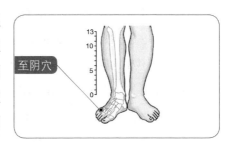

◎治法10：电针

【穴位】气海穴、水道、太溪、三阴交等穴。

【针法】仰卧位，所选穴位局部消毒后，取28号3寸毫针分别斜刺双侧气海穴、水道，针刺气穴针尖方向朝向横骨，针刺水道针尖方向朝向气冲，针感均要求放射至外阴部，另取29号1.5寸毫针分别直刺双侧太溪及三阴交穴，三阴交穴针感要求向足部放射，太溪穴针感要求穴位局部有酸、麻、胀感即可。后连接G6805-1治疗仪，取连续波，强度以患者感舒适为佳，留针30分钟，每日1次。10次为1个疗程，疗程间休息2～3天，根据病情再行下1个疗程。

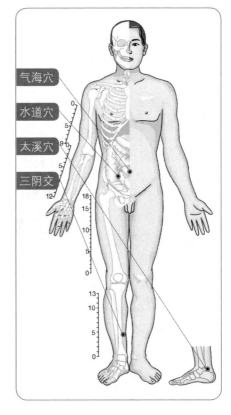

◎治法11：芒针刺法

【穴位】中髎穴、秩边穴、中极穴、下髎穴、水道穴。

【针法】患者俯卧位，取秩边穴，选0.4毫米×150毫米芒针，用夹持进针法，捻转进针5～6寸以患者会阴产生走窜感或排尿感为得气，得气后不留针；再令患者仰卧位，于脐下4寸取中极穴，用芒针刺约3寸，以针感向尿道走窜为度，不留针，每日1次。配合中药灌肠离子导入：取三棱、莪术、乳香、没药、桂枝等加水煎，取汁250毫升。每次用50毫升（加温至38℃）保留灌肠后，在曲骨穴处放阴极，中髎、下髎处放阳极接低频脉冲直流电离子导入仪，频率5赫兹，强度5～10毫安，以患者局部有针扎样痛热感为宜。每日1次，每次20分钟。10天为1个疗程，治疗1～3个疗程。

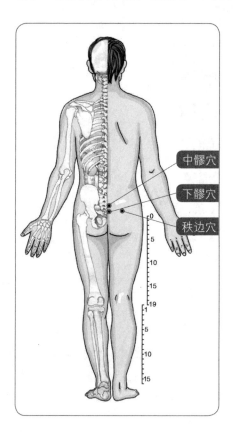

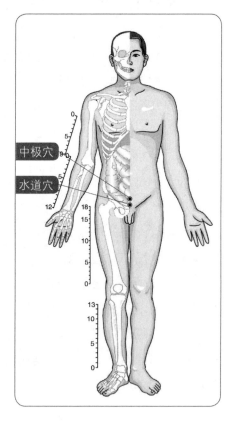

调和气血，艾灸治疗前列腺炎

艾灸疗法已经有几千年的历史。其原理是运用艾灸去刺激人体的经络腧穴，通过经络腧穴的反射传导，令经络通畅，气血调和，脏腑功能平衡，对治疗前列腺炎有特效。

◎3种常见灸法

1. 直接灸

顾名思义，直接灸就是用艾炷或艾条不隔外物直接灸。

2. 间接灸

这种灸法是在灸处放上药物，然后隔药用艾炷燃熏，可以隔姜、隔盐、隔蒜、隔饼等。

3. 其他灸法

除了直接灸和间接灸外，还有烧针尾的温针灸，药制如爆竹式的太乙针灸、雷火针灸，局部涂药使发泡的天灸，使用灸筒的温筒灸，以及外科所用的桑木灸法和神灯照等。

◎分型论灸

一些慢性前列腺病症可采用的灸法如下：

1. 气滞血瘀型

治则：活血化瘀，理气导滞。

取穴：血海、气海、阳陵泉。

操作：每穴灸10～20分钟，每日或隔日1次，7次为1个疗程。

2. 肾阳虚损型

治则：温补肾阳。

取穴：肾俞、腰阳关、关元、命门、心俞、三阴交、中极、百会。

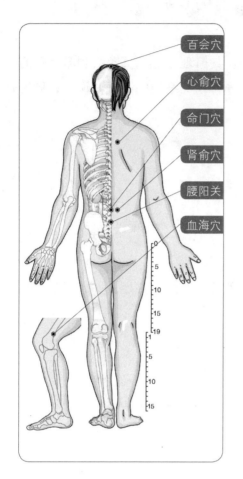

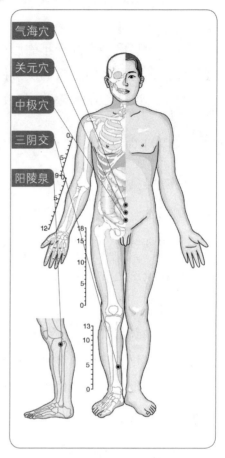

操作：每次选取3～6个穴位，每穴灸10～20分钟，每日或隔日1次，7次为1个疗程，也可以用着肤灸，即选用中等艾炷，每次灸30～50壮，每7天灸1次，3次为1个疗程，2疗程间隔1周。

3. 中气不足型

治则：补中益气，升清降浊。

取穴：脾俞、中脘、天枢、气海俞、关元、百会、足三里、三阴交。

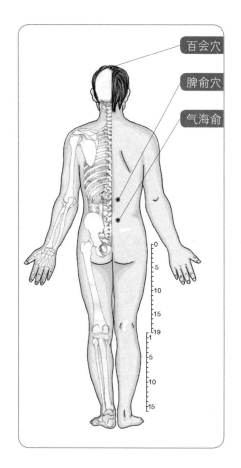

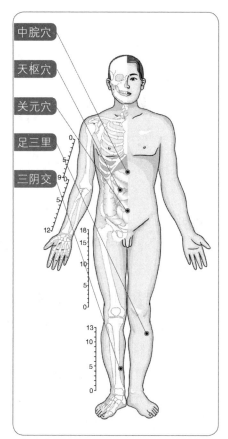

　　操作：每次选取3～6个穴位，每穴灸10～20分钟，每日1次，7次为1个疗程。也可应用隔姜灸，即选取3～5个穴位，每穴灸5到10壮，每日或隔日灸1次，7次为1个疗程。

专家小贴士

　　对于针灸，患者一定谨慎，尤其是针刺。在施针过程中，患者不要有太多的担心和顾虑，要保持放松的状态，以免影响到治疗。

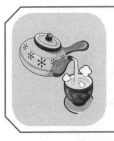

第五节

刮痧：刮出来的健康

 关于刮痧，您知道多少

刮痧是我国中医学中的一颗明珠。它集针灸、按摩、拔罐、点穴之大成，通过使用一些特殊工具来刺激人体相关的经络腧穴，有活血化瘀、疏经通络、行气止痛、清热解毒、健脾和胃、强身健体等功效，是一种效果非常显著的治疗方法。

刮痧治疗已经得到了数千年的实践印证，它具有安全、简便、独特、适应性广、疗效确切等优点，深受百姓的喜爱。

刮痧的核心理论是以中医的经络学说为支撑点。现代医学理论将刮痧疗法归类到物理疗法中。刮痧是刮拭特定的皮肤部位，唤醒人体末梢神经或感受器，使它们产生效用，从而增强机体的免疫功能。刮痧还能对循环和呼吸中枢具有镇静的作用，促进神经体液进行调节，加速新陈代谢。所以，对前列腺炎患者来说，刮痧可起到全身良性调节作用，帮助机体康复。

"痧"，也是所说的"疹"。当用特殊工具在人体的颈、背、胸等部位进行刮拭的时候，会出现红点，这些即为"痧"。像粟一样的红点，稍微凸显出来，成片地呈现在体表。这是由于人在日晒、暑气、燥热、劳累、饮食不洁等原因的影响下，产生了"痧"。

根据痧色的不同，还可以判断出疾病所在的位置、性质和轻重。

如果痧的颜色呈粉红或红色，则表明疾病只是在表面，较轻；如果痧色呈暗紫色或紫红色，表明疾病处于中度的位置，较重；如果刮拭后出现的是紫黑色的大疱，则说明疾病已经十分严重了。

对于刮痧的器具，人们常常会到保健用品商店购买专业的刮痧用具。其实，刮痧的器具种类较多，而且材质各异，没有严格的界定。通常，边缘圆钝、质地适合，只要不会对皮肤造成意外损伤的物品都可以用来刮痧，完全可以就地取材，硬币、汤匙、梳子背儿等都可以作为工具。市面上出售的刮痧板，多选用水牛角制成，水牛角可以清热解毒，而且不会导电、传热。

为了减少病患的疼痛感，刮痧通常要选用一定的介质润滑皮肤，水、麻油和食用油等都可以使用，也可根据疾病的寒热情况辨证采用相应的药用介质。

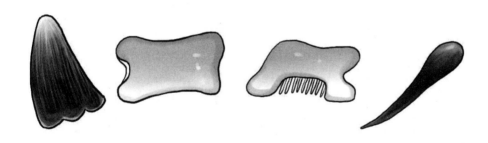

 辨证刮痧，前列腺病患者自取所需

中医对于前列腺疾病的患者，多采用辨证刮痧的方法，按照不同的类型采取相应的刮痧办法。

◎湿热下注型

治则：清热利湿。

取穴：足太阴脾经、足厥阴肝经在下肢的循行线及肾俞、气海俞、膀胱俞。

操作：患者俯卧，用刮痧板蘸水在其腰骶部沿膀胱经刮肾俞、气海俞、膀胱俞三穴；患者仰卧，沿足太阴脾经、足厥阴肝经在下肢的循行线由上向下刮拭，以出痧为度。一般3～6天后痧退，再刮第2遍，至愈为度。

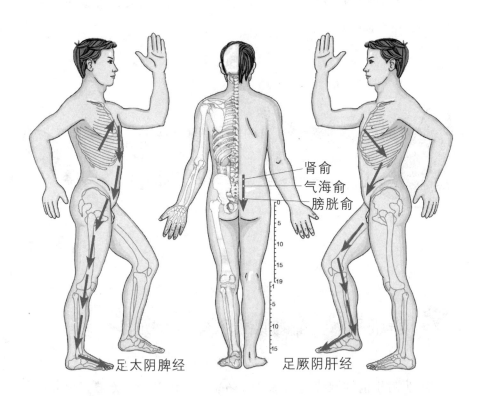

肾俞
气海俞
膀胱俞

足太阴脾经   足厥阴肝经

◎ 热毒炽盛型

治则：泻火解毒。

取穴：足太阳膀胱经背部循行线、大椎、三焦俞、肾俞、气海俞、膀胱俞。

操作：患者俯卧，用刮痧板蘸水在其背部由上向下沿膀胱经循行线刮拭，重点刮大椎、三焦俞、肾俞、气海俞、膀胱俞等穴。以上每穴刮拭，20～30次，以出痧为度，手法以泻法为主。一般3～6天后痧退，再刮第2遍，至愈为度。

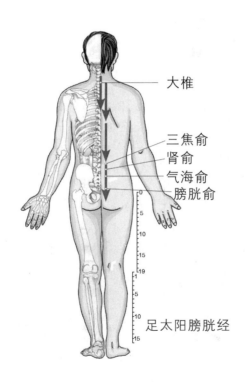

大椎

三焦俞
肾俞
气海俞
膀胱俞

足太阳膀胱经

◎气滞血瘀型

治则：疏肝理气。

取穴：足太阳膀胱经背部循行线、肝俞、三焦俞、血海、曲泉。

操作：患者俯卧，用刮痧板蘸水在其背部由上向下沿膀胱经循行线刮拭，重点刮肝俞、三焦俞。然后仰卧，同法刮血海、曲泉。以上每穴刮拭20～30次，以出痧为度，手法以泻法为主。一般3到6天后痧退，再刮第2遍，至愈为度。

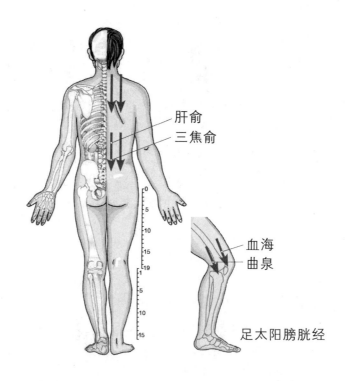

肝俞
三焦俞

血海
曲泉

足太阳膀胱经

◎阴虚火动型

治则：滋肾养阴。

取穴：足少阴肾经在下肢的循行线、心俞、厥阴俞、肝俞。

操作：患者俯卧，用刮痧板蘸水在其背部由上向下沿膀胱经循行线刮拭，重点刮心俞、厥阴俞、肝俞。然后仰卧，同法沿足少阴肾经在下肢循行线由上向下刮。以上每穴刮拭20～30次，以出痧为度，手法以泻法为主。一般3～6天后痧退，再刮第2遍，至愈为度。

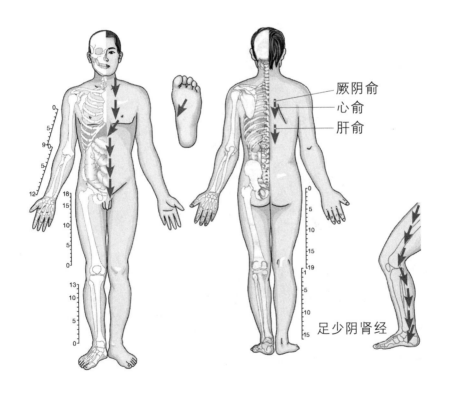

厥阴俞
心俞
肝俞
足少阴肾经

◎肾阳血损型

治则：温补肾阳。

取穴：督脉、足太阳膀胱经背部循行线、命门、肾俞。

操作：患者俯卧，用刮痧板蘸水在其背部由上向下沿督脉、膀胱经循行线刮拭，重点刮命门和双侧肾俞。以出痧为度，手法以泻法为主。一般3~6天后痧退，再刮第2遍，至愈为度。

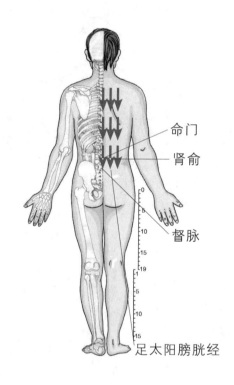

命门

肾俞

督脉

足太阳膀胱经

◎中气不足型

治则：补中益气，升清降浊。

取穴：督脉、脾俞、胃俞、肾俞、志室、气海俞、中极、关元、血海、曲泉、足三里。

操作：患者俯卧，用刮痧板在其腰骶部由上向下，先刮督脉后刮膀胱经和夹脊穴，重点刮脾俞、胃俞、肝俞、心俞、肾俞、命门、志室等穴；患者仰卧，沿任脉重点刮其气海、关元、中极，沿肾经刮大赫；随后沿小肠经重点刮手背部的后溪穴，再刮下肢前侧脾经的血海及胃经的足三里，最后刮下肢内侧肝经的曲泉和脾经的三阴交。以上每穴刮拭20～130次，以出痧为度，手法以补法为主。一般3～6天后痧退，再刮第2遍。

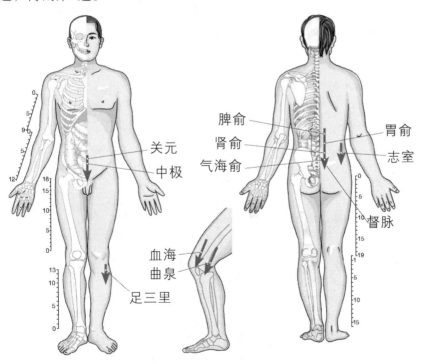

适合前列腺病患者的刮痧法

想采用刮痧法来治疗前列腺疾病的患者，可以多在局部选取一些穴位，或者根据辨证在全身选取一些穴位进行刮拭，抑或用刮痧板沿着相关的经络刮拭，刺激经络，加速气血运行，以达到预防和治疗相统一的目的。

◎ 治法1

【主治】急、慢性前列腺炎。

【部位】脊柱两侧，腰骶尾椎及其两侧，下腹部，腹股沟区，臀部，股内侧区及膝弯区。

【治法】用刮痧法。先在脊柱两侧（从大椎至长强），轻刮3行至泛红为止，再重点刮腰骶尾椎及其两侧5行，至出现痧痕为止，然后刮臀部、下腹部、腹股沟区、股内侧区及膝弯区。急性用泻法，慢性用补法或平泻法。每日1次，5次为1个疗程。

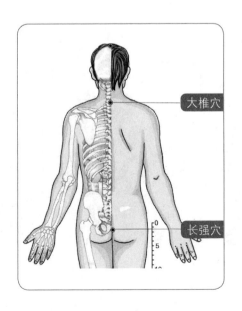

◎治法2

【主治】慢性前列腺炎。

【部位】肾俞、膀胱俞、中极、关元、阴陵泉、三阴交、太溪、太冲。

【治法】用刮痧法。先刮背部的肾俞、膀胱俞，再刮腹部的关元、中极，然后刮下肢部的阴陵泉、三阴交、太溪、太冲穴。用平补平泻法，刮至出现痧痕为度。每日或隔日1次。

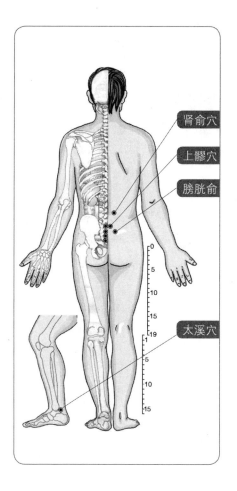

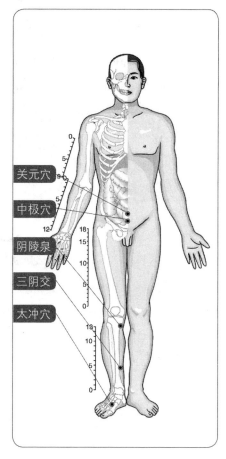

◎治法3

【主治】前列腺肥大症。

【部位】大椎、大杼、膏肓俞、神堂。配穴：气海、血海、阴陵泉、三阴交、太溪、照海、腰俞、中极、百会。

【治法】用刮痧法。先刮主穴至出现痧痕为止，再刮配穴。每日1次，待症减淋畅后，继用补法刮配穴。

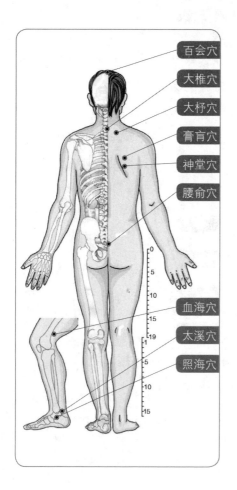

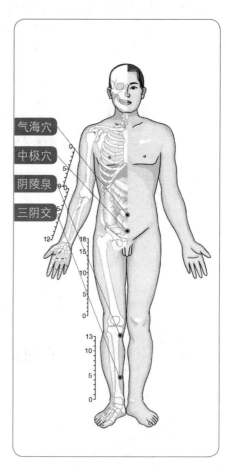

◎ 治法4

【主治】前列腺增生症。

【部位】肾俞、膀胱俞、中极、气海、血海、阴陵泉、三阴交、足三里、太溪。

【治法】用刮痧法。先刮背部的肾俞、膀胱俞，再刮气海、中极，然后刮下肢部的血海、阴陵泉、三阴交、足三里、太溪穴。用平补平泻法，刮至出现痧斑为度。每日或隔日1次。

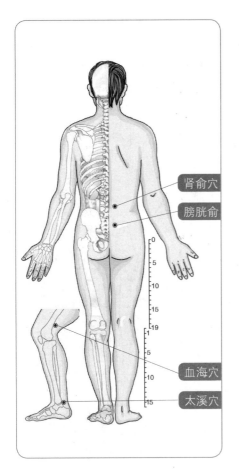

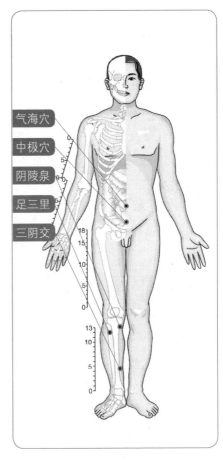

前列腺病患者刮痧注意事项

刮痧是中医学中一种较为有效的治疗方法，在前列腺炎的治疗中也已经证实有较为良好的效果。不过，为了让刮痧能更好地发挥作用，在用刮痧治疗前列腺炎时，一定要了解刮痧治疗的各种手法和适应证，因为有些患者并不一定适合刮痧治疗，对于那些全身状况不是太好的前列腺炎患者来说，务必要结合全身的状况来选择刮痧治疗的时机。同时也不要因为过于担心、害怕刮痧治疗会引起疼痛而放弃这种有效的治疗方式。

在为前列腺病患者刮痧时，要注意以下几点：

刮痧时应该避开皮肤上的黑痣、肿块、手术瘢痕等部位；

前列腺病患者的肚脐、眼、鼻、口、乳头、生殖器等处都不宜进行刮痧；

刮痧的力度要适中，力道不要过轻，也不要过重。可以根据患者的承受力而施力；

刮痧后，为了保护皮肤，不要马上将患者身上的介质擦干净；

刮痧后休息半个小时，然后再进行活动；

刮痧后不要马上洗澡，在3到4小时后才能洗澡，禁洗冷水澡；

刮痧可以左右交替轮班进行，如果是刮拭同一部位，不要连续几天刮拭，中间可以隔3～5天，在肤色由紫红色或暗红色变浅变淡后再进行刮痧。

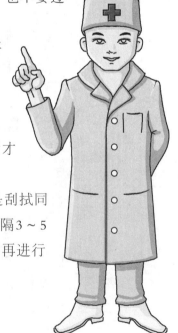

专家小贴士

　　刮痧并不适合每一个患者，有出血倾向性疾病者，如紫癜，白血病，严重贫血，严重心、脑、肺疾病等禁刮。严重的传染性疾病者，各种晚期肿瘤者都要禁止刮痧。如果患者年老，久病体虚，或过饥过饱，酒醉、过劳之后，都不适宜进行刮痧。

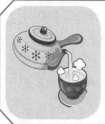

第六节 熏洗：前列腺病患者化"洗"为疗

急性前列腺炎的熏洗疗法

　　熏洗是一种不错的疗法，它简单、容易操作，对治疗前列腺炎也是非常有效。不同前列腺炎患者的熏洗方法也各不相同，想要化"洗"为"疗"，就一定要根据自己的类型，对号入座，找到适合自己的熏洗方法。

◎ 湿热壅滞型

熏洗方：通淋坐浴方

【组成】草薢30克，白芷30克，黄柏20克，生甘草5克。

【用法】上药加水5000毫升，煮沸15分钟，去渣取药液，倒入盆内坐浴，以药液浸渍至小腹，用手洗按小腹至外阴部，以有温热感为度。每次30分钟，每日1次，15天为1个疗程，每剂可连用2天。

◎ 热毒炽盛型

熏洗方：泻火解毒方

【组成】鱼腥草20克，丹参20克，马齿苋

鱼腥草

10克，赤芍10克，紫草10克，白花蛇舌草10克，野菊花20克。

【用法】上药加水2500毫升，煎取汁1500毫升，每日坐浴1～2次，每次30分钟，15天为1个疗程，每剂可连用2天。

 慢性前列腺炎的熏洗疗法

◎湿热下注型

熏洗方1：龙胆二黄汤

【组成】龙胆草、黑山栀、黄芩、萆薢、黄柏、生地、土茯苓、车前草各15克。

【用法】上药加水2500毫升，煎取药液1500毫升，每日熏洗2次，每次30分钟，15天为1个疗程，每剂连用2天。

熏洗方2：通淋汤

【组成】蒲公英30克，丹参30克，赤芍30克，黄柏15克，桂枝10克。

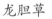

龙胆草

【用法】上药加水2500毫升，煎取药汁1500毫升，每日熏洗2次，每次30分钟，10天为1个疗程，每剂可连用2天。

◎阴虚火动型

熏洗方：小地黄汤

【组成】牡蛎30克，黄柏15克，生地12克，芦根15克，知母12克，熟地9克，山茱萸12克，茯苓9克，泽泻9克，丹皮9克。

【用法】上药加水2500毫升，煮沸10到15分钟，去渣取药液，倒入盆内，趁热熏洗阴部，待水温后（约40℃），直接坐浴。每日熏洗1次，每次30分钟，15天为1个疗程，每剂可连用2天。

◎气滞血瘀型

熏洗方1：艾叶红花汤

【组成】艾叶、赤芍、泽兰、苦参、蒲公英各30克，桂枝、红花各20克。

【用法】上药加水2500毫升，煮沸15分钟，去渣取药液，倒入盆内，热熏洗阴部，待水温后，直接坐浴。每日熏洗1次，每次30分钟，15天为1个疗程，每剂可连用2天。

蒲公英

熏洗方2：前列康复汤

【组成】大黄、芒硝、益母草、天花粉、车前草、泽兰、艾叶各12克，白芷、桂枝各10克，生葱30克。

【用法】上药加水，2000毫升，煎熬取液，置于盆内，熏洗外阴20到30分钟。每日熏洗1次，每次30分钟，15天为1个疗程，每剂连用2天。

熏洗方3：甲珠活血汤

【组成】蒲公英50克，败酱草50克，土茯苓30克，当归20克，元胡25克，王不留行50克，赤芍25克，甲珠10克，木香10克，丹皮15克，仙灵脾30克，枸杞50克，仙茅20克。

【用法】上药加水4000毫升，煎熬取液，置于盆内，先熏后洗，每次40分钟，每日1次，30天为1个疗程，每剂可连用2天。

◎肾阴不足型

熏洗方：补阴煎

【组成】黄柏20克，生地30克，知母15克，丹参30克，赤芍15克，红花30克，地龙15克，益母草30克，蒲公英15克，败酱草15克，苦参30克，鳖甲15克，大黄15克。

【用法】上药加水3500毫升，煎熬取液，置于盆内，坐浴40分钟，同时进行会阴部按摩，每日1次，30天为1个疗程，每剂可连用2天。

◎肾阳虚损型

熏洗方：前列坐浴方

【组成】制首乌、制草乌、细辛各20克，白芷、乳香、没药、苏木、乌药、皂角刺各15克，艾叶、肉桂各30克。

【用法】上药加水3000毫升，煎至1500～2000毫升，先熏后浸泡，每日早、晚各1次，每次30分钟，每剂可连用2天，3剂为1个疗程。

◎中气不足型

熏洗方：补中降浊汤

【组成】黄芪12克，党参9克，白术9克，土茯苓12克，瞿麦9克，升麻9克，柴胡9克，当归6克，陈皮6克，甘草6克。

【用法】上药加水3000毫升，煎至1500～2000毫升，先熏后浸泡，每日睡前熏洗1次，每次30分钟，每剂可连用2天，30天为1个疗程。

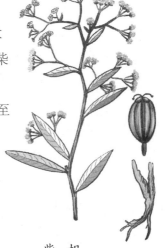

柴 胡

前列腺病患者熏洗的注意事项

虽然熏洗有种种的优点，但是对于前列腺病患者来说，也要注意一些不能忽视的问题。熏洗方药的选择要慎重。熏洗方药与内服方药有异曲同工之妙。中医药的治疗比较强调个性化治疗，因为每个人的情况都有所不同，对同一种疾病，所开方药的侧重点也可能不同，即使是同一个患者，同一种病，在不同的阶段，所开方药都有不同的地方。所以，熏洗的方药应不断调整，在辨证的基础上进行选用，不能自始至终都用一个方。

局部熏洗之前，最好先对局部进行清洗和消毒。对熏洗所使用的器皿、纱布、毛巾等物品也要先经过消毒，然后再使用。对于前列腺病患者来说，由于前列腺的位置比较隐蔽，细菌等可能会从尿道进入，所以一定要保证使用的物品干净卫生，要防止病情雪上加霜，做好清洗和消毒工作是非常有必要的。家庭中可以将使用物品和器皿煮沸消毒。熏洗时，一定不要让药液溅入口、眼、鼻中。

熏洗过程中，要对药液的温度准确把握。如果在温度过高时进行洗浴，非但不会起到良好效果，反而可能会出现不适。因为药液温度太高、刺激性太强会对皮肤、私密部位造成伤害；而温度过低，又会降低药物的吸收，影响疗效。所以，我们建议前列腺病患者先用药液蒸汽熏全身或局部，等到药液不烫手的时候就可以开始洗浴。在洗浴的过程中，要注意保暖，小心着凉、吹风，在洗浴完毕后要立刻擦干皮肤。尤其是在冬秋季节，一定要及时注意浴室和房间的温度。

前列腺疾病的老年患者，最好不要单独进行熏洗，最好是在家人的陪同下进行。薰洗的时间，最好不要过久。如果是病情急重的患者，熏洗时更需要有专人陪护左右，避免发生烫伤、着凉或其他意外。

如果患者有心力衰竭、肾衰竭、呼吸功能衰竭、内脏出血、肌肤破损出血，则不要使用熏洗疗法。洗浴过程中或洗浴后若产生皮肤过敏的情况，要马上停止熏洗治疗或更换药方。

　　熏洗也要看时间，饭前及饭后的30分钟内都不适合熏洗。因为空腹熏洗可能会引发低血糖，造成患者休克，而且一些患者或许不能一下子适应药物产生的气味刺激，会产生反胃、发晕的情况；饭后饱腹熏洗，则会影响胃部对食物的消化吸收。所以，熏洗避开这两个时间段，在其余时间、没有其他事情的情况下均可进行。

　　选择熏洗辅助治疗前列腺病的患者，随时注意自己身体的变化，感觉起到作用可以继续用药，直到痊愈为止；如果感觉没有效果，要随时更换药方。不要三天打鱼两天晒网，用一用，停一停，影响疗效。在用药期间，要适当忌口。不要吸烟、饮酒，忌食辛辣油炸等物和鸡、鱼、虾等发物，以免影响药效。

　　每剂药物最多可使用3次。煎煮3次之后，药效基本已经消失。每次煎煮后，将药渣过滤后进行熏洗，滤出的药渣要循环使用就要妥善保存，下次熏洗时再加水煎煮，但不要间隔太长时间，尤其在夏天，要防止药物变质。

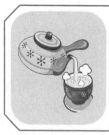

第七节

拔罐：拔出疾病因人而异

湿热下注型——清热利湿

治则：清热利湿。

取穴：肾俞、膀胱俞、八髎（八髎就是八个穴位：上髎、次髎、中髎、下髎各一对）、关元、中极、脾俞、阴陵泉、三阴交、太冲。

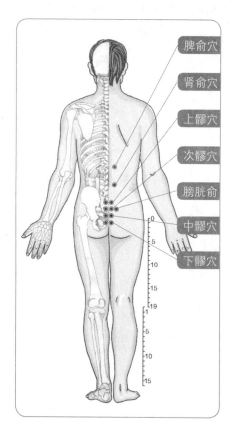

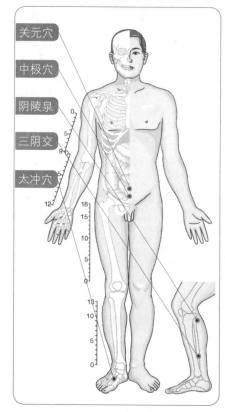

操作：患者取坐位，以三棱针点刺一侧肾俞、膀胱俞，然后选用中等口径的玻璃罐以闪火法吸拔两穴10～15分钟；让患者俯卧，选用口径合适的玻璃罐，以闪火法吸拔同侧八髎、关元、中极、脾俞、阴陵泉、三阴交、太冲10～15分钟。第2天再以同法拔吸另一侧穴位。每日1次，15天为1个疗程。

热毒炽盛型——泻火解毒

治则：泻火解毒。

取穴：大椎、曲池、太冲、肾俞、膀胱俞、八髎、关元、中极、三阴交。

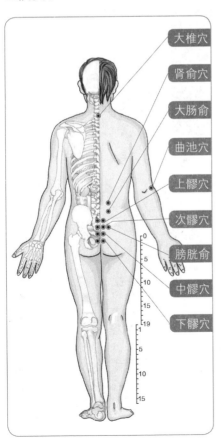

大椎穴
肾俞穴
大肠俞
曲池穴
上髎穴
次髎穴
膀胱俞
中髎穴
下髎穴

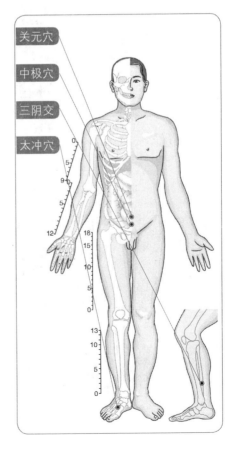

关元穴
中极穴
三阴交
太冲穴

操作：患者俯卧，以三棱针点刺大椎、三焦俞，再选用中等口径的玻璃罐，以闪火法吸拔两穴10～15分钟；再选用口径合适的玻璃罐、以闪火法吸拔肾俞、膀胱俞、八髎、关元、中极、脾俞、内关、三阴交10～15分钟。第2天再以同法拔吸另一侧穴位。每日1次。

气滞血瘀型——疏肝理气

治则：疏肝理气。

取穴：肾俞、肝俞、膀胱俞、气海俞、小肠俞、八髎、中极、关元、太冲、血海。

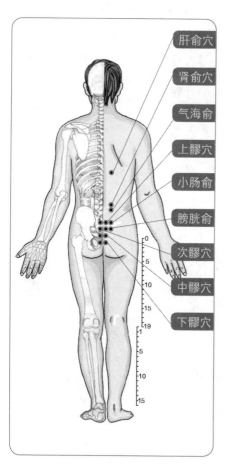

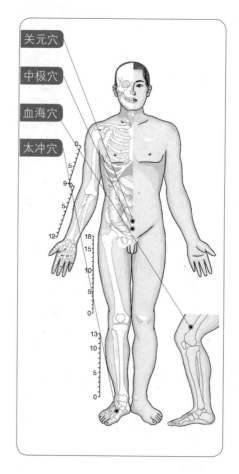

操作：患者取坐位，选取中等口径的玻璃罐，以闪火法沿夹脊穴走6次，然后再以闪火法吸拔肾俞、膀胱俞、气海俞、小肠俞、八髎、中极、关元、太冲。血海10～15分钟，每日1次，15天为1个疗程。

阴虚火动型——清泄养阴

治则：滋肾养阴，清泄相火。

取穴：心俞、肾俞、命门、三阴交、膀胱俞、八髎、中极、肝俞、内关、神门。

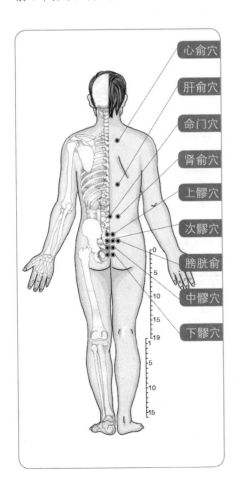

心俞穴
肝俞穴
命门穴
肾俞穴
上髎穴
次髎穴
膀胱俞
中髎穴
下髎穴

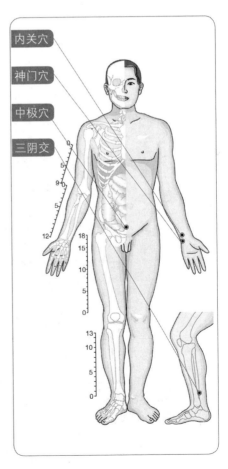

内关穴
神门穴
中极穴
三阴交

操作：患者取坐位，以三棱针点刺一侧心俞，选取中等口径的玻璃罐，以闪火法吸拔同侧肾俞、命门、三阴交、膀胱俞、八髎、中极、肝俞、内关、神门10～15分钟，第 2 天再以同法拔吸另一侧穴位。每日1次，15天为1个疗程。

肾阳虚损型——温补肾阳

治则：温补肾阳。

取穴：肾俞、膀胱俞、命门、八髎、中极、关元、三阴交、阴陵泉、涌泉。

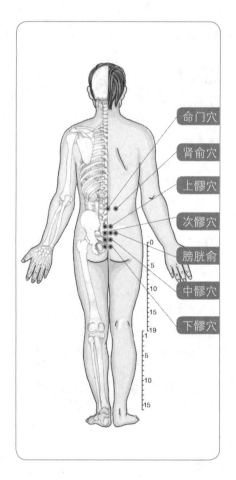

命门穴
肾俞穴
上髎穴
次髎穴
膀胱俞
中髎穴
下髎穴

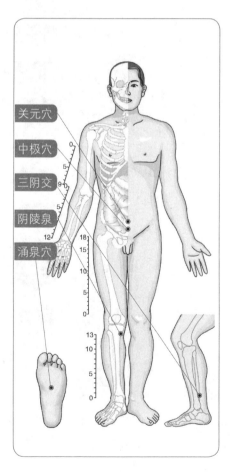

关元穴
中极穴
三阴交
阴陵泉
涌泉穴

操作：选取口径合适的玻璃罐，以闪火法吸拔一侧肾俞、膀胱俞、命门、八髎、中极、关元、三阴交、阴陵泉、涌泉10～15分钟，第2天再以同法拔吸另一侧穴位，并配合按摩会阴部。每日1次，15天为1个疗程。

中气不足型——益气降浊

治则：补中益气，升清降浊。

取穴：肾俞、命门、膀胱俞、脾俞、胃俞、天枢、气海、中极、关元、足三里。

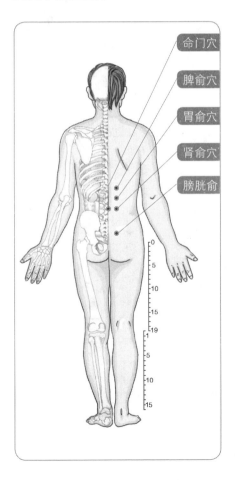

命门穴
脾俞穴
胃俞穴
肾俞穴
膀胱俞

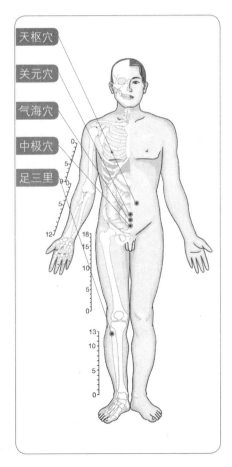

天枢穴
关元穴
气海穴
中极穴
足三里

操作：选取口径合适的玻璃罐，以闪火法吸拔一侧肾俞、命门、膀胱俞、脾俞、胃俞、天枢、气海、中极、关元、足三里10～15分钟，第2天再以同法拔吸另一侧穴位。每日1次，15天为1个疗程。

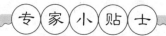

专家小贴士

外治法固然有许多好处，但也要因人而异。有心脏病、皮肤病的患者不宜使用拔罐的治疗方式。因此，前列腺病患者要根据自己的病情进行选择。如果方法不合适自己，千万不要冒险尝试，以免给病情火上浇油。

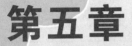

第五章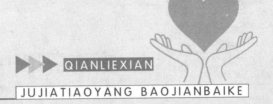

中药西药，双管齐下

　　中药比较安全，可是效果缓慢；西药见效较快，可是害怕副作用大……真是让前列腺病患者左右为难，难以抉择。其实，并非要将两者割裂开来，如果能充分了解中药和西药，分清利弊，适当使用，治疗会更有把握。

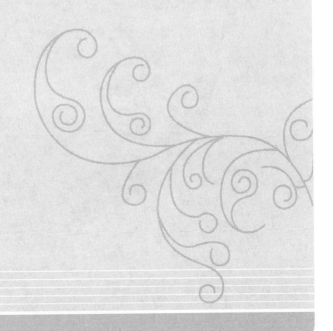

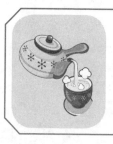

第一节

前列腺疾病常用中药疗法

 对症下药，才有成效

治疗前列腺疾病时，要选取适合自己的中药，一定要看清各种中药性味、功效、用量、用法和注意事项。

白 术

【性味】味苦、甘，性温。

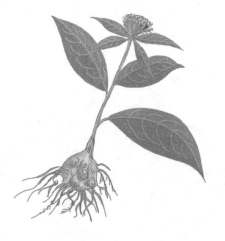

【功效】健脾益气，燥湿利水，固表止汗。主治前列腺疾病伴发水肿、小便不利、湿痹酸痛、气虚自汗。

本品芳香气燥，上能化痰饮，中能运脾湿，下能利肾水，故常用于痰饮水湿所致诸证。凡脾虚水湿不运，小便不利，水肿者，可与桂枝、茯苓、泽泻、猪苓相伍，以通阳化气利水；若脾肾阳虚，水气内停，而致浮肿四肢肿痛者，可与附子、茯苓、生姜等合用，以温肾利水；若中焦虚寒，水湿内停，而致水肿腹水者，可与大腹皮、厚朴、干姜等相配，以温中利水消肿。

【用法用量】内服：煎汤，6～15克；或熬膏；或入丸、散。利水消肿、固表止汗、除湿治痹宜生用。

【注意事项】阴虚内热、津液亏耗者慎服；内有实邪壅滞者禁服。

半边莲

【性味】味甘、淡，性凉，有小毒。

【功效】清热解毒，利水消肿，散结抗癌。主治前列腺病伴发水肿腹水。可配茯苓、猪苓、白茅根治疗小便不利。

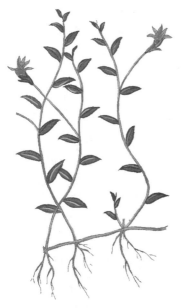

【用法用量】内服：煎汤，

15～30克；或捣汁服。外用：适量，捣敷，或捣汁涂。

【注意事项】虚证水肿者禁服。

白茅根

【性味】味甘，性寒。

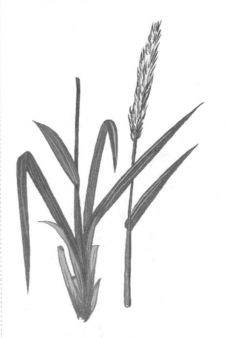

【功效】凉血止血，清热生津，利尿通淋。主治前列腺病伴发小便淋漓涩痛、水肿。

本品能清热利尿通淋，导热下行，且无伤阴之弊，故为治湿热淋证、水肿的佳品。凡热结膀胱，小便淋漓涩痛者，可与石韦、冬葵子、滑石等配伍。凡湿热伤肾、肢体浮肿、小便不利者，可与薏苡仁、玉米须、赤小豆等同用，以加强利水消肿之功。

【用法用量】内服：煎汤，15～30克（鲜品加倍）；或鲜品捣汁。

【注意事项】脾胃虚寒、溲多不渴者禁服。

萹 蓄

【性味】味苦，性微寒。

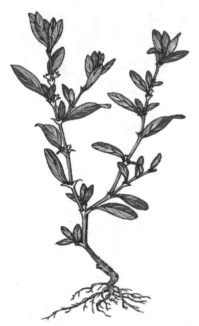

【功效】利尿通淋，杀虫止痒。主治前列腺病伴发小便不通、淋证、黄疸、泻痢、带下。

本品苦降下行，可以清利膀胱湿热而利尿通淋，因而多用于小便不通、淋证等证。凡湿热蕴结膀胱，症见小便短赤、淋漓涩痛者，可单用煎服；或与瞿麦、木通、滑石等配伍；若血淋者，宜与小蓟、白茅根、蒲黄等同用，以凉血止血。

【用法用量】内服：煎汤，10～15克；或入丸、散；杀虫30～60克。

【注意事项】脾胃虚弱及阴虚患者慎服。

车前草

【性味】味甘，性寒。

【功效】清热利尿，凉血解毒。主治前列腺病伴发热结膀胱、小便不利、淋浊带下、水肿。

本品甘寒滑利，长于清热利尿消肿，故常用于湿热淋浊等证。凡湿热蕴结膀胱，小便淋漓涩痛者，可与木通、滑石、黄柏等配伍。凡湿热壅盛、水肿、小便不利者，可与鹿衔草、益母草、鱼腥草、白花蛇舌草相配，如五草汤。

【用法用量】内服：煎汤，

15～30克（鲜品加倍）；或捣汁饮。

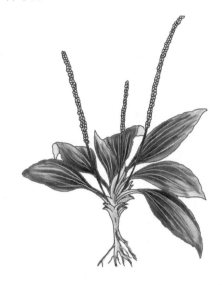

【注意事项】精滑不固者禁服。

车前子

【性味】味甘、淡，性微寒。

【功效】清热利水，明目祛痰。主治前列腺病伴发小便不利、淋浊带下、血淋尿血、水肿胀满。

本品甘淡微寒性滑，清热利水，故常用于湿热小便不利、淋浊带下等症。凡湿热下注膀胱、小便淋涩不通者，可与滑石相须为用，如车前滑石散；或与淡竹叶、赤茯苓、灯心草等相配，如车前子散。凡脾肾阳虚、水肿胀满、腰重脚肿、小便不利者，可与附子、肉桂、牛膝、山茱萸等配用，如肾气丸。

【用法用量】内服：煎汤，5～15克，宜包煎；或入丸、散。

【注意事项】内伤劳倦、阳气下陷、肾虚精滑及内无湿热者禁服。

地　龙

【性味】味咸，性寒。

【功效】清热止痉，平肝息风，通经活络，平喘利尿。主治前列腺病伴发小便不通。

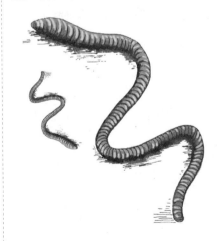

【用法用量】内服：煎汤，6～15克（鲜品10～20克）；研末，每次1～2克；鲜品拌糖或盐水

化服。

【注意事项】脾胃虚寒者慎服。本品味腥，内服易致呕吐，煎剂宜配少量陈皮，或炒香研末装胶囊服，可减少此反应。

冬虫夏草

【性味】味甘，性温。

【功效】补肺气，益肾精。主治前列腺病伴发自汗、盗汗、肾虚阳痿、遗精、腰膝酸痛、病后体弱。

本品能补益肾中精气，故常用于肾气不足、阳痿、遗精、腰膝酸痛等证，临床多与菟丝子、沙苑子、巴戟天等配伍，以增强补肾秘精之效。现代多用其补益精气之功，而治疗病后虚弱之证。

【用法用量】内服：煎汤，5～10克；或入丸、散；或与鸡、鸭炖服。

【注意事项】有表邪者慎服。

大 黄

【性味】味苦，性寒。

【功效】泻下攻积，泻火解毒，凉血祛瘀，清热利湿。主治前列腺病伴发实积便秘、淋证、水肿、小便不利。

【用法用量】内服：煎汤，3～12克；研末，每次0.5～2克；或入丸、散。外用：适量，研末调敷或煎水洗、涂。亦可煎液灌肠。泻下通便宜生用、后下，不宜久煎，或开水泡服；泻火解毒、清利湿热宜熟用。

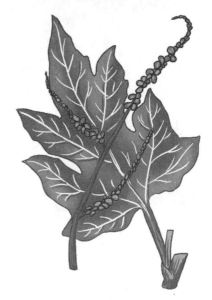

【注意事项】脾胃虚寒、气血虚弱、阴疽者均慎服。生用内服可发生恶心、呕吐、腹痛等反应，一般停药后即可缓解。

茯 苓

【性味】味甘、淡，性平。

【功效】利水渗湿，健脾补中，宁心安神。主治前列腺病伴发小便不利、水肿胀满、泄泻、遗精白浊。

本品味甘、淡，性平和，利水而不伤正，为利水湿、消水饮之要药。凡水湿内停、小便不利者，可与猪苓、泽泻、白术、桂枝相伍，以温阳化气、渗湿利水。若水热互结、邪热伤阴、小便不利者，可与猪苓、泽泻、滑石、阿胶相配，以利水清热养阴。

【用法用量】内服：煎汤，10～15克；或入丸、散。

【注意事项】阴虚而无湿热、虚寒滑精、气虚下陷者慎服。

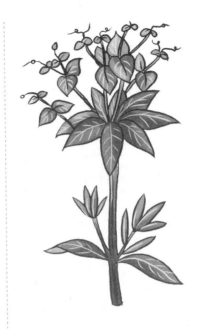

甘　遂

【性味】味苦，性寒，有毒。

【功效】泄水逐饮，破积通便，清热解毒。主治前列腺病伴发水肿腹满，二便不通。

【用法用量】内服：入丸、散，0.5～1克。外用：适量，研末调敷。内服宜炮制，外用宜生品。

桂　枝

【性味】味辛、甘，性温。

【功效】散寒解表，温经通脉，通阳化气。主治前列腺病伴发小便不利。

【用法用量】内服：煎汤，3～6克（大剂量15～30克）；或入丸、散。

【注意事项】热病高热、阴虚火旺、血热妄行者禁服。

黄　芪

【性味】味甘，性微温。

【功效】补气升阳，固表止

汗，行水消肿，托毒生肌。

本品能益脾肺之气，故具行水消肿之功，凡肺脾气虚，卫外不固，而致风湿风水，身重、小便不利者，均可与白术、防己同用，以益气利水除湿。现代临床多以本品为主，配伍补脾肾、利水湿之品。

【用法用量】内服：煎汤，10～30克（大剂量120克）；或入丸、散、膏剂。补气升阳宜炙用；益卫固表、行水消肿，托毒生肌宜生用。

【注意事项】表实邪盛、湿阻气滞、肠胃积滞、阴虚阳亢、痈疽初起或溃后热毒尚盛者，均禁服。

黄 柏

【性味】味苦，性寒。

【功效】清热燥湿，坚阴固肾，退虚热，泻火解毒。主治前列腺病伴发淋浊、遗精、盗汗。

本品性禀至阴，味苦性寒，善制相火，退虚热，坚肾阴，固精气。凡阴虚火旺所致骨蒸潮热、虚烦盗汗、腰酸遗精者，每与知母、熟地黄等相伍，以滋阴降火，坚肾固精。凡阴虚有火、潮热盗汗者，则多与知母相佐，以泻火坚阴；亦可与黄连、黄芪、当归、地黄等配伍，以滋阴降火，固表止汗。

【用法用量】内服：煎汤，3～12克；或入丸、散。外用：适量，研末调敷；或煎汤洗。泻实火宜生用，退虚热宜盐水炙用，止血宜炒炭用。

【注意事项】脾胃虚寒者禁服。

蝼 蛄

【性味】味咸，性寒。

【功效】利水通便，解毒消肿。主治前列腺病伴发小便不利、水肿、石淋、大便秘结。

《大明本草》："治恶疮，水肿，头面肿。"

【用法用量】内服：煎汤，3～9克；研末，1～2克。

麻 黄

【性味】味辛、微苦，性温。

【功效】发汗解表，宣肺平喘，利水消肿，温经通膝。主治小便不利。

【用法用量】内服：煎汤，1.5～10克；或入丸、散。外用：适量，研末搐鼻或调敷。发汗、利水宜生用，止咳平喘多蜜炙用。

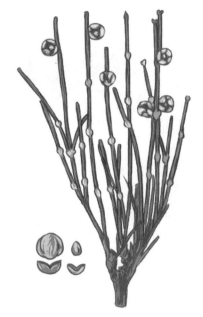

【注意事项】体虚自汗、盗汗、虚喘及阴虚阳亢者禁服。过量可引起中毒反应，出现头痛、不安、失眠、心悸、胸闷、发热、大汗、血压升高、心动过速、期前收缩等症。

牛　膝

【性味】味苦、酸，性平。

【功效】活血祛瘀，补肝肾，强筋骨，引血下行，利尿通淋。主治前列腺病伴发热淋、血淋、石淋。

本品性滑利，善下行，且能活血祛瘀，故可用于小便不利、淋漓涩痛、尿血等症，临床每与滑石、海金沙、石韦等配伍，如石韦散。

【用法用量】内服：煎汤，6～15克；或浸酒；或入丸、散。

【注意事项】中气下陷，脾虚泄泻，下元不固，梦遗滑精禁服。

蒲公英

【性味】味苦、甘，性寒。

【功效】清热解毒，散结消肿，除湿利尿。主治前列腺病伴发乳痈、肠痈、诸疮肿毒、痄腮、瘰疬、风火赤眼、咽肿喉蛾、胃脘疼痛、泄泻痢疾、黄疸、小便淋痛。

本品苦寒清降之性又能除湿热，利小便，故常用于黄疸胁痛、小便淋痛等证。如湿热内蕴之黄疸，可与茵陈、栀子等相佐；热淋小便涩痛者，则可与黄柏、车前子、白茅根等相合，以增强清热利尿通淋之功。

【用法用量】内服：煎汤，15～30克（大剂量90克）；捣汁或入散剂。外用：鲜品适量，捣敷。

【注意事项】非实热证禁服。

商 陆

【性味】味苦，性寒。有毒。

【功效】泻下逐水，散结解毒。主治前列腺病伴发水肿腹水、二便不通。

【用法用量】内服：煎汤，3～10克；或入丸、散。外用：适量，捣敷。内服宜醋制，外用宜生品。

【注意事项】脾胃虚弱及体虚水肿慎服。本品有毒，宜从小剂量开始，且须饭后服。过量中毒，可出现恶心呕吐，腹痛腹泻，心率过速，呼吸频数，继则言语不清，躁动，抽搐，严重者血压下降，昏迷，瞳孔散大，心跳或呼吸停止而死亡。

山 药

【性味】味甘，性平。

【功效】健脾益肺，补肾固精，养阴生津。主治前列腺病伴发脾虚泄泻、虚劳羸瘦、肾虚遗精、小便频数、腰膝酸软。

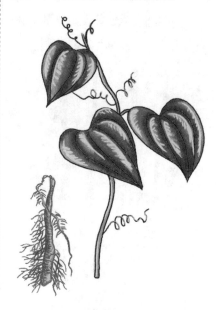

【用法用量】内服：煎汤，15～30克（大剂量60～250克）；或入丸、散。外用：适量，鲜品捣敷。补阴生津宜生用，健脾止泻宜炒用。

【注意事项】湿盛中满或有实邪、积滞者慎服。

熟地黄

【性味】味甘，性微温。

【功效】滋阴益精。主治前列腺病伴发肝肾阴亏、潮热盗汗、阳痿遗精、不育不孕、腰膝酸软、便秘。

若与附子、肉桂等补阳之品配伍，又可用于肾阳不足、命门火衰、畏寒肢冷、阳痿遗精、小便遗沥、大便溏泻者；若肾虚膀胱失约、小便不禁者，可与五味子、补骨脂等合用。

【用法用量】内服：煎汤，10～30克；或入丸、散；或熬膏、浸酒。

【注意事项】用时宜配砂仁、陈皮等，以防腻滞碍胃。脾胃虚弱、气滞痰多、腹满便溏者慎服。

石 韦

【性味】味苦、甘，性寒。

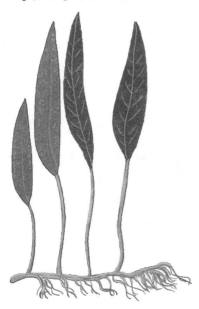

【功效】利尿通淋，清肺止咳，凉血止血。主治前列腺病伴发淋证、水肿、小便不利。

本品苦甘性寒，滑利降泄，入肾膀胱经，能清利膀胱湿热而通淋，且能排石、止血，故为膀胱湿热所致热淋、石淋、血淋等的常用药。

【用法用量】内服：煎汤，9～15克，或入丸、散。外用：适量，研末涂敷。

【注意事项】阴虚及无湿热者禁服。

菟丝子

【性味】味辛、甘，性微温。

【功效】补肾益精，养肝明目，健脾固胎。主治前列腺病伴发腰痛耳鸣、阳痿遗精、不育、遗尿失禁、淋浊带下。

本品辛甘微温，性缓气和，阴阳并补，若与鹿茸、附子、枸杞子、巴戟天等配伍，能温肾阳；与熟地黄、山茱萸、五味子等同用，可滋肾阴，故常用于肾虚腰痛耳鸣、阳痿遗精、消渴、不育、淋浊带下、遗尿失禁等证。

【用法用量】内服：煎汤，9～15克；或入丸、散。

【注意事项】阴虚火旺、阳强不痿及大便燥结者禁服。

五味子

【性味】味酸，性温。

【功效】收敛固涩，益气生津，宁心安神。主治前列腺病伴发梦遗滑精，尿频遗尿，久泻不止，自汗盗汗，心悸失眠。

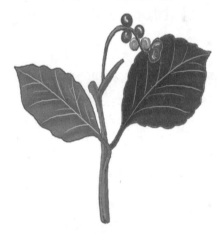

凡肾虚精关不固、梦遗滑精者，单用五味子熬膏服；若下焦虚寒、滑精不止、尿频遗尿者，可与桑螵蛸、煅龙骨等同用，以固肾止遗，如桑螵蛸丸；若与菟丝子、枸杞子、覆盆子等配伍，还可用于肾虚精少、阳痿早泄、久不生育者，如五子衍宗丸。

【用法用量】内服：煎汤，3～6克；研末，每次1～3克；或熬膏；或入丸、散。

【注意事项】外有表邪、内有实热，或咳嗽初起、麻疹初发者禁服。

小 蓟

【性味】味甘、微苦，性凉。

【功效】凉血止血，清热消肿。主治前列腺病伴发尿血、血淋。

尤能治下焦热结所致尿血、血淋之症，多与生地黄、滑石、通草、蒲黄等同用。

【用法用量】内服：煎汤，6～10克（鲜品30～60克）；或捣汁饮。外用：适量，捣敷。

【注意事项】脾胃虚寒者禁服。

鸭跖草

【性味】味甘、淡，性寒。

【功效】清热解毒，利水消肿。主治前列腺病伴发水肿、淋浊、小便不利、吐血、尿血。

本品甘淡渗利，既可清热，

又能利水通淋，故常用于水肿、淋浊、小便不利等证。凡水肿、小便不利者，可与车前子、泽泻、淡竹叶等配伍，以加强利水消肿之力；若湿热下注、小便淋漓涩痛者，可与木通、滑石、瞿麦等同施，以增强清热通淋之功；若小便色白浑浊者，可与萆薢、石菖蒲等相合，以增加泌清别浊之效。

【用法用量】内服：煎汤，15～30克（鲜品60～90克）；或捣汁。外用：适量，捣敷。

【注意事项】脾胃虚寒者慎服。

鱼腥草

【性味】味辛，性微寒。

【功效】清热解毒，消痈排脓，利尿通淋。主治前列腺病伴发热淋。

本品上清肺热，下利膀胱大肠湿热，有利尿通淋之功，故可用治湿热淋证、水肿等证。凡热淋尿赤涩痛者，可与车前子、海金沙、白茅根等同用，以增强利尿通淋之功。

【用法用量】内服：煎汤，15～30克（鲜品加倍），不宜久煎。外用：适量，捣敷；或煎汤熏洗。

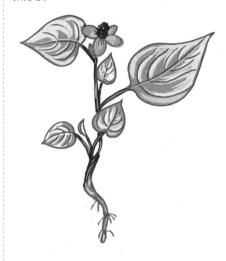

【注意事项】虚寒证慎服。

泽泻

【性味】味淡、微甘，性寒。

【功效】利水渗湿，泄热消饮。主治前列腺病伴发小便不利、热淋、水肿胀满、遗精。

本品味甘淡而性寒，入肾与膀胱二经，功能渗湿热，利水饮。凡膀胱气化不利、水湿停聚、小便不利、水肿胀满者，可与桂枝、茯苓、猪苓、白术配伍，以增化气行水之功；若湿热壅盛、遍身水肿、喘息口渴、二便不利者，可与商陆、大腹皮、木通、赤小豆等同用，以逐水泻热。

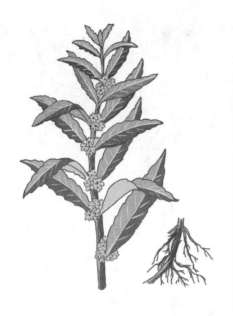

【用法用量】内服：煎汤，6～12克；或入丸、散。

【注意事项】肾虚精滑无湿热者禁服。

瞿 麦

【性味】味苦，性寒。归心、小肠、膀胱、肝经。

【功效】利尿通淋，活血通经，清热解毒。主治前列腺病伴发小便不通、湿热淋证。

【用法用量】内服：煎汤，5～10克；或入丸、散。

【注意事项】下焦虚寒之小便不利禁服。

 ## 治疗前列腺疾病的中成药

导赤丸

【组成】连翘，黄连，栀子，木通，玄参，天花粉，赤芍，大黄，黄芩，滑石。

【功效】清心泻火，凉血止血。

【适用】用于心火亢盛、下扰精室、精室血络被损而致血精症。症见精液色鲜红，心胸烦热，口舌生疮，小便短赤，大便秘结，舌红，苔黄，脉数。

【用法用量】口服，每次1丸，每日2～3次，温开水送服。

【注意事项】便溏及体虚者忌服，服药期间节制房事。

车前萹蓄丸

【组成】车前子，萹蓄，瞿麦，黄芩，木通，茯苓，猪苓，大黄，知母，泽泻，栀子，滑石，甘草。

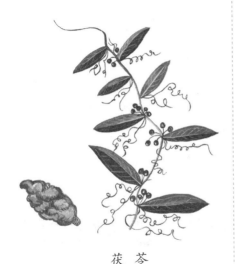

茯苓

【功效】清热利湿通淋。

【适用】用于湿热蕴结于膀胱，致膀胱气化失常所致的前列腺肥大。症见小便淋漓不畅，或点滴而出，甚者点滴绝无，尿灼热，兼见口苦咽干，舌红，苔黄腻，脉滑数。

【用法用量】口服，每次6克，每日2～3次，温开水送服。

【注意事项】不宜过食肥甘厚味。

金锁固精丸

【组成】沙苑子（炒），芡实（蒸），莲须、龙骨（煅），牡蛎（煅），莲子。

【功效】固肾涩精。

【适用】用于肾虚不固，遗精滑泄，神疲乏力，四肢酸软，腰痛耳鸣。

【用法用量】空腹用淡盐水或温开水送服。每次9克，每日2次。

【注意事项】若由相火偏旺而梦遗者，非本药所宜。

金砂八味丸

【组成】海金沙，蜀葵花，炒蒺藜，益智仁，天花粉，硇砂，炒蜗牛。

【功效】通淋利尿。

【适用】用于湿热下注膀胱、蕴结不散、膀胱气化失司所致的前列腺肥大。症见小便淋漓不畅，或茎中作痛，严重者小便点滴不出，兼见头部及双下肢水肿，少腹胀痛。

【用法用量】口服，每次3克，每日2次，温开水送服。

【注意事项】体弱者慎用。

金樱子片

【组成】金樱子。

【功效】补肾涩精。

【适用】用于各种虚损而致的肾虚滑精，并伴见头晕耳鸣，小便频数。

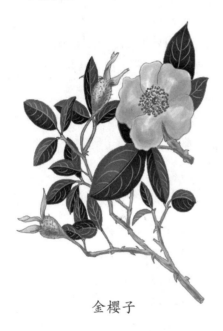

金樱子

【用法用量】口服，每次5片，每日3次，温开水吞服。

【注意事项】不可久服，中病以后即选用其他治本之药。忌房事。

桂枝茯苓丸

【组成】桂枝，茯苓，桃仁，牡丹皮，白芍。

【功效】活血化瘀，通经利窍。

【适用】用于瘀血阻闭精窍所致的不射精。症见性交时不能射精，伴阴部胀痛，或局部皮肤青紫，性交时茎中刺痛，舌质紫暗，脉涩等症状。

【用法用量】口服，每次5粒，每日2～3次，用黄酒或温开水送服。

【注意事项】中病即止，不可久服。有出血倾向者忌服。

牡蛎固精丸

【组成】蒺藜，莲须，芡实，莲子，煅龙骨，煅牡蛎。

【功效】益肾涩精止遗。

【适用】用于肾亏严重而致频繁遗精、滑精，兼见早泄，腰酸耳鸣，四肢乏力，舌淡，苔薄白，脉细微。

【用法用量】口服，每次6～9克，每日3次，温开水送服。

【注意事项】服药期间忌同

房；忌食辛辣、烟酒等刺激物。

七厘散

【组成】血竭，乳香，没药，红花，儿茶，冰片，麝香，朱砂。

【功效】化瘀消肿，行气止痛。

【适用】用于子痈之属于病程日久、久治不愈者。病因久病入络，气滞血瘀，络脉不通所致。症见睾丸及阴茎坠胀疼痛，微胀微热，皮色暗褐，继而转为皮色青紫而刺痛，舌质紫暗，脉弦细而涩等症状。

【用法用量】口服或外敷，每次1.5克，每日2次。

【注意事项】本药气浓香，使用不能过量。

水陆二仙丹

【组成】芡实，金樱子。

【功效】补益肝肾，涩精止浊。

【适用】用于肝肾阴虚、肾关失摄所致的白浊。症见尿浊如膏脂，兼见梦遗，滑精，腰膝酸软，头昏眼花，脉弦细。

【用法用量】口服，每次9克，每日2～3次，温开水送服。

【注意事项】白浊属邪实者忌用。

缩泉丸

【组成】山药，益智仁（盐炒），乌药。

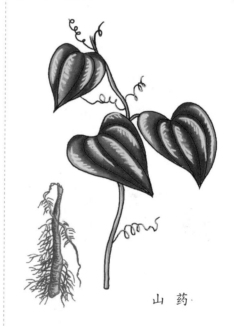

山 药

【功效】补肾缩尿。

【适用】用于肾虚之小便频数，夜卧遗尿。

【用法用量】口服，每次3～6克，每日3次。

【注意事项】忌食刺激性食物。

少腹逐瘀丸

【组成】小茴香，延胡索，五灵脂，干姜，没药，当归，川芎，赤芍，肉桂，蒲黄。

【功效】活血化瘀，祛寒止痛。

【适用】用于寒凝血瘀所致的精索静脉曲张。症见阴囊坠胀掣痛，或阴部湿冷，兼见睾丸或少腹时痛，痛如针刺，形寒肢冷，舌质紫暗或有瘀点，脉弦涩。

【用法用量】口服，每次1丸，每日2～3次，温开水送服。

【注意事项】注意保暖。

血府逐瘀丸

【组成】当归，生地黄，红花，桃仁，枳壳，赤芍，柴胡，甘草，桔梗，川芎，牛膝。

【功效】活血化瘀，通利精窍。

【适用】用于外伤或经常忍精不射，致败精瘀血内阻，精窍闭塞，出现不射精症。症见性交不射精，阴部肿胀，或性交茎中作痛，舌质紫暗，或有瘀点、瘀斑，脉弦涩。

【用法用量】口服，每次1丸，每日2～3次，温开水送服。

【注意事项】有出血倾向者忌用。

五瘕丸

【组成】当归，莪术，枳壳，牛膝，六神曲，五灵脂，枳实，牵牛子，干漆，槟榔，干姜，大腹皮，延胡索，吴茱萸，赤芍，木香，三棱，芒硝，大黄，山楂，硇砂，红曲。

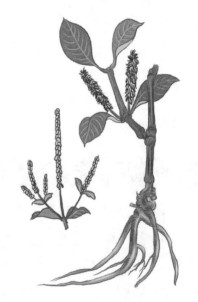

牛 膝

【功效】破瘀血，消积滞。

【适用】用于外伤血肿未消、复感邪毒所致的子痈。症见睾丸疼痛，逐渐肿大而硬，或局部溃破，红肿热痛，舌质紫暗或有瘀点，脉弦细而涩。

【用法用量】口服，每次6克，每日2～3次，温开水送服。

【注意事项】按规定量服用，不可过量。中病即止，有出血倾向者忌服。

知柏地黄丸

【组成】知母，黄柏，山药，泽泻，熟地黄，山茱萸，牡丹皮，茯苓。

【功效】滋阴泻火。

【适用】用于肾阴亏虚，相火妄动所致遗精。症见失眠多梦，梦中遗泄，潮热盗汗，小便灼热淋涩或尿血，心烦不宁。

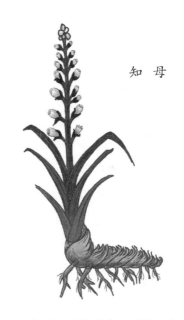

知 母

【用法用量】口服，每次1丸，每日2～3次，温开水送服。

【注意事项】脾虚便溏者不宜服用。服药期间节制房事。

 前列腺疾病的内服妙方

八正五苓汤

【组成】通草、车前子、萹蓄、瞿麦、桃仁、红花、栀子各9克，灯心草、桂枝、甘草各6克，滑石15克，白术、泽泻、茯苓各12克，丹参20克，白花蛇舌草15克，大黄3克。湿热盛加龙胆草、黄柏、知母；气滞加柴胡、枳壳；腰困加续断、桑寄生、牛膝；肾阴虚加生地黄、玄参、牡丹皮；肾阳虚加肉桂、附子、巴载天，尿浑浊加萆薢、石菖蒲、乌药、益智仁；脾虚加党参、白术、山药。

【用法】以上方药每日1次，取2000毫升，煮取500毫升，早、晚服15日为1个疗程，治疗2个疗程后，休息1周，继续服用，治疗3～6个疗程。治疗期间忌酒、辛辣刺激之物，适当性生活。

【功效】清热除湿，利水通淋，活血化瘀。适用于前列腺炎。

■ 方 析

车前子、通草、瞿麦、萹蓄、滑石、泽泻、灯心草可以清热除湿，利水通淋，有很强的利尿、滑利尿道的作用，但对热盛成淋之证，清热之力似感不足，故配栀子、大黄、白花蛇舌草以导泄肝、胆、肾、三焦、膀胱之热，增强了泻火解毒的疗效；白术健脾配茯苓、桂枝、甘草为苓桂术甘汤，有健脾渗湿加强利水通淋的功能；桂枝少量既可助膀胱气化功能不行，又可牵扯制其他苦寒药性的太过；桃仁、红花、丹参配大黄，活血化瘀通导

瘀滞，甘草可缓急止痛，调和诸药。全方共奏清热除湿、利水通淋、活血化瘀之功效。

补肾化瘀汤

【组成】桃仁10克，牛膝10克，黄芪30克，赤芍10克，王不留行10克，续断9克，枸杞子6克，菟丝子10克，益智仁12克，萆薢9克，败酱草10克，滑石10克，车前子15克，蒲公英20克，甘草6克。

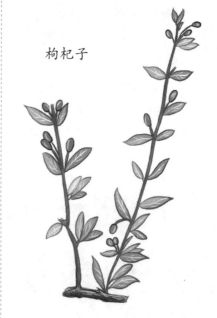

枸杞子

【用法】每日1剂，水煎，分2次服。30日为1个疗程。

【功效】补肾益气，活血化

瘀，解毒除湿，利尿通淋。适用于前列腺炎。

方中续断、枸杞子补肾扶正；菟丝子、益智仁补肾填精；桃仁、牛膝补肾化瘀通血脉；黄芪、赤芍、王不留行益气活血，化瘀散结；萆薢、败酱草清热利湿，解毒祛邪；滑石、车前子、蒲公英清热解毒通淋；甘草和中。诸药并用，攻补兼施，共奏补肾益气、活血化瘀、解毒除湿、利尿通淋之功效。

萆薢化浊汤

【组成】萆薢、白花蛇舌草、桃仁、黄柏、败酱草、土茯苓、苦参、蒲公英、海金沙、丹参各10克，王不留行、泽泻、石莲子各9克。肝经湿热加龙胆草、柴胡、栀子；肾阴亏加生地黄、龟甲、山茱萸；肾阳虚加补肾脂、覆盆子、菟丝子；尿道涩痛加车前子、瞿麦、石韦；精血者加大蓟、小蓟、墨旱莲、阿胶；会阴部痛加川楝子、延胡索、白芍；尿道口痛加地榆、萹蓄；小

腹坠胀加乌药、沉香；前列腺触痛加蒲黄、五灵脂、三七；前列腺坚硬加莪术、乳香、没药。

【用法】每日1剂，水煎2次分服，连服4周为1个疗程。

【功效】清热解毒，利湿通淋，活血化瘀。适用于前列腺炎。

方中败酱草、黄柏、白花蛇舌草、蒲公英具有抑菌、消炎，增强免疫力的功效；萆薢、土茯苓、苦参、泽泻、石莲子、海金沙均有清热解毒、利湿消肿的作用。同时丹参、桃仁、茜草、王不留行有活血化瘀，扩张末梢血管循环，抑制结缔组织增生，软化前列腺组织，既降低后尿道压力，减少前列腺内尿液反流，又可促进前列腺组织血液循环，提高组织中的药物度，增强抗药效应。

癃闭宣汤

【组成】夏枯草15克，苦参15克，瞿麦10克，海藻12克，昆布12克，琥珀6克，路路通12克，

牛膝15克，淫羊藿12克，黄芪24克，肉桂（冲服）4克。少腹、会阴部疼痛者，加延胡索、乌药各10克；血瘀较重，肛检前列腺质地较硬者，加三棱、水蛭各10克；兼见小便涩痛者，加金钱草15克，灯心草10克；舌苔黄腻者加黄柏、苍术各10克。

【用法】每日1剂，同时口服舍尼通375毫升，每天2次，3个月为1个疗程。

【功效】温肾益气，清热通淋，祛瘀散结。主治前列腺增生。

■ 方 析

方中以夏枯草、苦参、瞿麦清热利湿；琥珀、路路通、牛膝活血祛瘀通淋；黄芪、淫羊藿、肉桂下行直达病所；甘草调中且和诸药。通过临床观察，中西药结合可起协同作用。

癃闭通汤

【组成】黄芪100克，车前子（布包）30克，滑石（布包）30克，琥珀（布包）30克，桃仁15克，王不留行20克，三棱12克，莪术12克，穿山甲10克，鳖甲（先煎）20克。大便秘结加大黄（后下）10克；湿热淋下痛者加知母15克，黄柏15克，肉桂6克，蒲公英30克；并发急性尿潴留加马钱通关散0.3克（内含制马钱子、蜈蚣、冰片，比例为4∶7∶20）。每日3次冲服，外用甘遂通便散（甘遂10克，麝香少许或冰片1克，面粉适量加温开水调成糊状，外敷中极穴，方圆2寸）。

【用法】每日1剂，早、晚水煎服。

【功效】补气行气，活血化瘀，散结化坚。主治前列腺增生。

■ 方 析

方中黄芪为主药，益气扶正以助膀胱气化之功；车前子、滑石利水通淋；王不留行、桃仁、琥珀化瘀通闭以疏其道；三棱、莪术、穿山甲、鳖甲软坚散结以使前列腺缩小；内服药缓不济急，尤其在小便不通的情况下，故结合马钱通关散（本方含士的宁为中枢神经兴奋剂，而增加排尿反射，使用时应注意用药剂量）、甘遂通便散。西药以急则治其标，诸药合用体现标本兼治。

补中益肾逐瘀汤

【组成】黄芪50克，人参（另煎）10克，肉桂粉（冲服）3克，王不留行15克，琥珀粉（冲服）6克，穿山甲粉（冲服）6克，仙茅15克，枣皮10克，丹参20克，牛膝15克，淫羊藿20克，石菖蒲10克，甘草5克。伴有湿热出现尿赤灼热疼痛者，加知母10克，黄柏10克，萆薢10克；腰酸痛无力明显者，加杜仲10克，巴戟天10克；肢冷小腹发凉者，加制附子（先煎30分钟）6克；阴亏口干舌红脉细者，加枸杞子10克，知母10克；伴肝气郁滞小腹胀满者，加乌药10克，柴胡10克；伴结石者，加鸡内金粉（冲服）6克，冬葵子10克；其他具体情况随症加减。感染严重者加用抗生素治疗，出现急性尿潴留者配合导尿以缓其急迫。

【用法】每日1剂，早、晚水煎服。10日为1个疗程，服用2个疗程以上。服药期间忌酒、辛辣刺激性食物，避免剧烈运动及重体力劳动。

【功效】补中益肾，逐瘀散结。主治老年性前列腺增生。

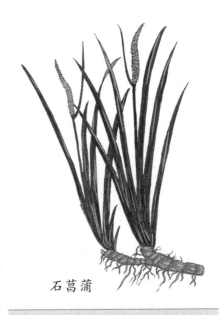

石菖蒲

■ 方　析

方中黄芪、人参补中益气，使清阳得升，浊阴得降；淫羊藿、仙茅、枣皮、肉桂温阳补肾，使气化得司，膀胱开合有度；琥珀、穿山甲、牛膝、石菖蒲、丹参、王不留行逐瘀散结，利尿排浊，使瘀肿得消；甘草调和药物。诸药合用，既能取得近期疗效，又能巩固远期效果。

补肾活血散结汤

【组成】菟丝子15克，肉桂1.5克（口服）、山茱萸15克，覆盆子15克，牛膝12克，王不留行12克，黄柏10克，桃仁10克，泽兰12克，牡蛎30克（先煎），鳖甲10克（先煎）。

【用法】每日1剂，水煎2次，分2次口服。

【功效】补肾活血，软坚散结。主治前列腺增生。

■ 方 析

本方中菟丝子、肉桂、山茱萸、覆盆子补肾填精，王不留行、牡蛎、桃仁、泽兰、鳖甲破瘀软坚散结，牛膝、泽兰有活血通淋之功，借以黄柏清解湿热。

补中益气汤加味

【组成】党参、黄芪、冬葵子各15克，白术12克，甘草、升麻、柴胡各6克，桂枝、桔梗各9克，滑石、王不留行30克。兼膀胱湿热者加栀子、车前子、淡竹叶，肺热壅盛者加黄芩、桑白皮、鱼腥草，肝气郁结者加香附、枳实、乌药，瘀血阻络者加桃仁、炮穿山甲、牛膝，肾阳不足者加淫羊藿、附子，阴虚火旺者加白薇、玄参、生地黄。

【用法】每日1剂，水煎，分2次服。10日为1个疗程。

【功效】升提中气，开提肺气，疏通水道。

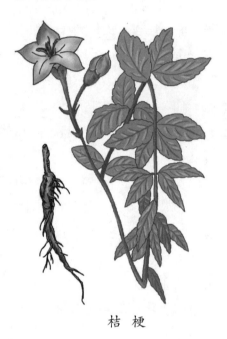

桔 梗

■ 方 析

方中党参、白术、黄芪健脾运湿，补肺益气。升麻、柴胡升举中气，使清气上升，浊阴下降，则肺气开宣。桔梗开提肺气，载药上行于肺，使肺气开通。冬葵子、滑石、王不留行化瘀散结，利水通淋，使水道通利则下窍开。桂枝通阳化气行水，以助膀胱之气化，并助脾阳以温通。诸药合用，升提中气，开提肺气，疏通水道。全方标本兼治、补泻兼施、升降并举、气血同求，故疗效显著。

程氏萆薢分清饮

【组成】萆薢20克，黄柏6克，石菖蒲6克，茯苓10克，白术10克，莲子心8克，丹参15克，车前子15克。

【用法】每日1剂，分2次服，1个月为1个疗程。

【功效】清热利湿，分清化浊。适用于前列腺炎。

■ 方 析

方中萆薢、石菖蒲、茯苓、车前子能泄阳明厥阴湿热，去浊而分清，通淋利窍；丹参、莲子心活血祛瘀，清心安神；黄柏清泄相火湿热而不伤阴。临床应用可酌加王不留行、川楝子、菟丝子、甘草梢等加强理气活血之功。配合前列腺按摩、规律性生活，通则不痛，其病自愈。

穿甲八正散

【组成】穿山甲20克，瞿麦15克，萹蓄15克，王不留行15克，石韦15克，牛膝15克，车前子15克，黄芪20克，柴胡10克，冬葵子15克，升麻10克，红花10克，白花蛇舌草20克，栀子10克。肾阳虚明显者去栀子，加附子30克（散剂，改用鹿角胶15克），肉桂12克；阴虚加生地黄15克，枣皮12克；湿热重加苍术12克，黄柏10克。

【用法】上药水煎取汁，每日3次，每日1剂，连服15日，之后再用上药研粉混合，每次10克，每日3次，连服两个半月后观察。

【功效】活血化瘀，清热利尿，升清降浊。主治前列腺增生。

■ 方 析

方中用穿山甲为主药，配合王不留行、红花活血化瘀散结，黄芪、升麻、柴胡升清降浊；瞿麦、萹蓄、石韦、车前子、冬葵子、栀子、黄柏、苍术、白花蛇舌草、牛膝清热化湿利尿。共奏利尿通闭、活血祛瘀散结之功。由于增生的前列腺血循环较差，很多药物难以进入前列腺内发挥作用，故选用穿山甲活血化瘀、消癥为主药，以期直达病所，提高治疗效果。张锡纯在《医学衷中参西录》中说："穿山甲善行五脏六腑，凡血凝血聚之病，皆能开之，至癥瘕积聚疼痛麻痹，两便闭塞诸证，用药不效者，皆可用穿山甲作向导。"

丹栀逍遥散加味

【组成】牡丹皮15克，栀子15克，柴胡12克，白芍15克，白术15克，茯苓20克，王不留行15克，白花蛇舌草40克，土茯苓20克，酸枣仁30克，甘草6克。

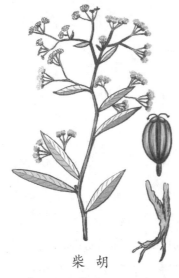

柴胡

【用法】每日1剂，分2次服。

【功效】疏肝解郁，清肝泻火。主治慢性前列腺炎。

■ 方 析

本方以逍遥散疏肝调脾，加入牡丹皮、栀子清肝泻火，在此基础上加入白花蛇舌草、土茯苓以清热解毒、杀菌，王不留行以活血化瘀、改善前列腺供血。全方具有抗焦虑、抗抑郁、消炎杀菌之功，对前列腺炎的治疗具有良好的效果。

复元活血汤

【组成】柴胡、红花各6克，当归、穿山甲、桃仁、天花粉、黄柏、制大黄各9克，败酱草、山药、淫羊藿、肉苁蓉各15克，甘草3克。湿热重者加蒲公英、马鞭草，瘀血明显者加三棱、莪术，虚加党参、黄芪，腰膝酸软明显者加菟丝子、牛膝。

【用法】每日1剂，水煎，分2次服。20日为1个疗程，连服2个疗程。

【功效】清利湿热，化浊通窍。适用于前列腺炎。

■ 方 析

慢性前列腺炎的基本病机是

湿、热、瘀、虚，以肾虚为本，湿热为标，且有气血凝结、脉络瘀阻贯穿本病的始终。《医学发明》复元活血汤，化瘀与通络并举，清热与疏解共进，与慢性前列腺炎的病机较为契合。方中之穿山甲，《本草从新》称"善窜，专能行散，通经络，达病所"。针对药物难及病所（前列腺），穿山甲的应用尤为重要。大黄通泄兼散瘀，对瘀热重者尤为适宜。淫羊藿、肉苁蓉、山药缓进顾本。慢性前列腺炎患者因病而郁者较多，故用郁金助柴胡清解舒郁。蒲公英、黄柏、败酱草清热祛湿。诸药合用，则热能清，湿能化，郁结能散，瘀阻能通，从而使前列腺症状明显改善。

扶正活血汤

【组成】山药15克，黄芪30克，熟地黄10克，枸杞子15克，巴戟天12克，桔梗10克，虎杖20克，泽兰15克，僵蚕15克，丹参20克。尿痛明显者，加通草、延胡索；血尿者，加琥珀、三七；口苦、发热者，加黄芩、车前子；畏寒、腰膝酸软者，加桑寄生、杜仲、桂枝；大便秘结者，加火麻仁、当归；前列腺质地较硬者加穿山甲、黄药子；口干渴者，加麦冬、天花粉。

【用法】每日1剂，水煎2次，共得药液400毫升左右，早、中、晚分次温服，50日为1个疗程。

【功效】健脾益肾，宣肺活血。主治前列腺增生。

■ 方　析

本方中山药、黄芪健脾升清助运以降浊利尿；熟地黄、枸杞子、巴戟天调补肾中阴阳有利于膀胱的气化；桔梗提壶揭盖，宣通肺气，使膀胱腑气通畅，水道通调；虎杖、泽兰行气活血，通络利尿；僵蚕、丹参化痰祛瘀散结。诸药合用，则扶正、宣肺、利尿，调节机体泌尿功能，活血则改善局部血液循环，使中老年前列腺组织退化逆转，结缔组织增生缩小，加之随症加减，适当配伍，从而达到治疗本病的目的。

化瘀导浊汤

【组成】败酱草、丹参、赤

芍、牛膝、萆薢、枸杞子、菟丝子各15克，王不留行、益智仁、皂角刺各10克，红花6～10克，泽兰10～15克，甘草6克。尿黄、尿道灼热疼痛者加黄柏、知母各10克，白茅根30克；小腹、会阴、睾丸、精索胀痛明显者加川楝子、延胡索各10克；腰膝酸软者加杜仲、续断各15克；遗、滑精者加莲须15克，煅龙牡30克；性功能减退者加淫羊藿15克，阳起石10克；前列腺质地偏硬，高低不平或有结节者，加三棱、莪术各10克；湿热明显者，开始治疗时可减益智仁、枸杞子等补肾之品，加白茅根15克，车前子、泽泻各10克等，待湿热渐退后，再适当加补肾之品。

【用法】每日1剂，水煎，分2次服。15日为1个疗程。

【功效】利湿化浊，活血化瘀，补肾通淋。适用于前列腺炎。

■ 方　析

方中败酱草具有清热解毒、消痈排脓、祛瘀止痛作用。王不留行既能利尿，又能活血，配合利水通淋、活血消肿之品，如车前子、白茅根、红花、丹参、泽兰、败酱草等治疗前列腺炎。赤芍、皂角刺活血消肿。萆薢利湿，分清去浊。益智仁、枸杞子、菟丝子补肾固精。牛膝引药下行，且活血祛瘀，利尿通淋，补肝肾。全方具有消中有补，不致克伐正气，补中有消，无虑留滞湿热，标本兼顾的优点。有资料证明败酱草、黄柏、丹参具有抑菌、消炎、增强免疫力作用，丹参、王不留行、牛膝改善末梢循环，抑制结缔组织增生，软化前列腺组织，既降低了后尿道压力，减少前列腺内尿液反流，又促进前列腺组织的血液循环，提高组织中的药物浓度，增强抗菌效应。诸药配合可起到利湿化浊、活血化瘀、补肾通淋的作用。

活血化瘀利浊汤

【组成】丹参15克，赤芍15克，益母草15克，桃仁15克，王不留行15克，败酱草20克，土茯苓30克，知母15克，黄柏15克，橘核20克，荔枝核10克，大黄10克，海藻10克，昆布10克。小腹胀者加乌药10克，青皮10克；肾虚阳痿、早泄者加菟丝子、枸杞子、覆盆子各15克；阴虚见血精者加三七参3克，生地黄20克，墨旱莲15克；遗精者加芡实、莲须各10克；前列腺结节者加穿山甲5克，三棱10克。

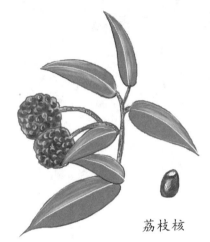

荔枝核

【用法】水煎，每日1剂，前两煎内服，三煎坐浴10～15分钟。

【功效】活血通络，化浊利尿。适用于前列腺炎。

■ 方 析

方中用丹参、赤芍、桃仁、益母草活血化瘀为主，以改善前列腺的局部微循环；配以荔枝核、橘核、王不留行行气通络和昆布、海藻软坚散结的协同作用，有利于增生变性的纤维组织

吸收，摧毁包膜形成的屏障，使药物进入腺体内发挥治疗作用；再加上败酱草、土茯苓、知母、黄柏清热利湿，杀菌消炎。诸药合用，恰中病机，同时配合坐浴，加强局部治疗，故可取得满意疗效。

活血清利方

【组成】桃仁10克，制大黄5～10克，红花10克，炒黄柏15克，莪术10克，赤芍10克，土牛膝15克，蒲公英15克，车前草15克，赤芍10克，木通10克，败酱草15克。大便秘结加芒硝5克；尿浊加萆薢10克，石菖蒲10克；性欲减退、阳痿加菟丝子10克，巴戟天10克；神经衰弱者加益智仁10克，浮小麦30克，远志10克。

【用法】每日1剂，水煎，分2次服。

【功效】活血通络，清利湿热。适用于前列腺炎。

■ 方 析

方中以局部辨证相结合，从活血通络、清利湿热入手，以桃核承气汤为基础，以桃仁、大黄、红

花、莪术、赤芍活血通络，以黄柏、土牛膝、蒲公英、败酱草清热解毒，车前草、赤苓、木通利湿通络，共同起到消肿止痛、软化纤维组织、清热解毒利湿的效果，故取得了一定的疗效。

解毒化瘀汤

【组成】败酱草30克，蚤休30克，蒲公英30克，土茯苓30克，生大黄12克，延胡索15克，川楝子15克，赤芍25克，丹参30克，川芎15克，红花10克。伴腰痛、性功能减退者加杜仲15克，淫羊藿15克；伴尿频明显、夜尿增多者加巴戟天20克，益智仁15克；伴心烦急躁、失眠多梦者合用甘麦大枣汤、百合知母汤；伴有前列腺增生或有结节者加三棱15克，莪术15克，穿山甲10克。

【用法】煎2次共取药汁600毫升，每次服200毫升，每日3次温服。第3煎加水3000毫升，煎取药汁2500毫升坐浴，药液温度45～48℃，每日1次，每次30分钟。1个月为1个疗程，治疗1～3个疗程。

【功效】活血祛瘀，清利湿毒。主治慢性前列腺炎。

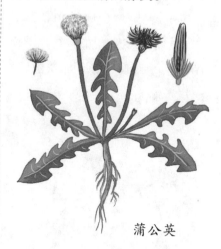

蒲公英

■ 方 析

本方中败酱草、蚤休、蒲公英、土茯苓清热解毒利湿；生大黄、延胡索、川楝子、赤芍、红花、丹参、川芎活血化瘀，通络止痛，诸药合用共奏活血祛瘀、清利湿毒之效。

瓜蒌瞿麦汤

【组成】瓜蒌根、瞿麦、山药、贝母各12克，茯苓15克，制附子10克。小便黄赤加木通12克，车前子18克，蒲公英15克。小便清长、性功能低下者加淫羊藿12克；少腹胀痛加乌药15克，川楝子12克；伴前列腺肥大者加炮穿山甲、莪术各10克，王不留行12克。

【用法】每日1剂，水煎，分2次服。10日为1个疗程，治疗2个疗程观察疗效。

【功效】健脾益肾，清热通淋，化瘀散结。适用于前列腺炎。

方析

方中以制附子、淫羊藿补肾温阳化气，山药健脾补肾扶正治其本，瞿麦化瘀通淋祛浊利尿，茯苓健脾利尿，淫羊藿温肾利尿，瓜蒌、木通、车前子、蒲公英清热通淋解毒，贝母宣肺、开提肺气以提壶揭盖，穿山甲、王不留行、莪术活血化瘀、软坚散结，乌药、川楝子行气止痛。诸药合用，共奏健脾益肾、清热通淋、化瘀散结之功。

加味血府逐瘀汤

【组成】桃仁、生地黄、赤芍、牛膝、白花蛇舌草、败酱草各15克，红花、当归、桔梗各10克，柴胡、枳壳、甘草各6克。大便秘结者加大黄，睾丸部疼痛或精索胀痛为甚者加荔枝核、川

楝子，肾虚滴白者加益智仁、山药，性功能下降者加淫羊藿、仙茅、肉苁蓉，前列腺质略硬并有结节者加穿山甲、王不留行。

【用法】每日1剂，水煎服，每日2次，1个月为1个疗程，连续治疗2个疗程。治疗期间忌辛辣刺激之品，禁止饮酒。

【功效】活血化瘀，行气止痛。适用于前列腺炎。

方析

方中当归、赤芍、桃仁、红花活血化瘀，牛膝祛瘀血、通血脉并引瘀血下行，柴胡、桔梗疏肝解郁，枳壳行气止痛，生地黄凉血清热、养血润燥，白花蛇舌草、败酱草清热解毒，甘草调和诸药。诸药合用共奏活血化瘀、行气解郁、止痛清热之功效。

慢前汤

【组成】红藤30克，赤芍15克，丹参15克，王不留行15克，泽兰15克，土茯苓30克，黄连（姜汁炒）15克，萆薢20克，野菊花15克，生黄芪30克。湿热重者加龙胆草10克；阳虚者加淫羊

藿15克，巴戟天10克，肉苁蓉10克；阴虚者加枸杞子10克，女贞子20克；疼痛较明显者加延胡索10克，没药6克；胃脘不适加生姜3片，陈皮6克。

【用法】每日1剂，水煎服，早、晚各1次。可同时将药渣再煎，待温坐浴15～30分钟。1个月为1个疗程，服药期间，停用其他药物。

【功效】清热化湿，祛瘀通络。主治慢性非淋菌性前列腺炎。

■ 方 析

本方中丹参、赤芍、王不留行、泽兰能活血通络，促进血行，消除瘀血，还能利湿消肿，对改善会阴部疼痛和缩小肿大的前列腺起到很好作用；红藤、土茯苓、野菊花、萆薢清热利湿，解毒化浊，对改善尿频、滴白有很大效用；黄连泻火、燥湿、解毒，用姜汁炒以制其寒凉之性，以防久服败胃，且黄连清利精室湿热效强；黄芪益气利尿，拔毒排脓。诸药协同作用，使前列腺局部血流灌注增加，长期充血得以改善，腺管逐渐通畅，纤维化组织软

化，炎性分泌物得以排泄。

慢前散

【组成】萆薢20克，地肤子12克，薏苡仁30克，水蛭6克，柴胡12克，花椒20克，肉桂3克，虎杖15克，大黄5克。

【用法】上方常规煎服，每日1剂，分2次口服。30天为1个疗程，治疗期间禁烟酒，忌过食辛甘及刺激性食物，禁房事，并停用其他药物。

【功效】清热利湿，化瘀益肾。适用于前列腺炎。

■ 方 析

方中萆薢、薏苡仁、虎杖、地肤子清热利湿；大黄活血泄热，直达下焦；水蛭破血逐瘀，"利水道"。二者使用活血化瘀以改善前列腺局部的血液循环，使药到病所。地肤子、花椒皆有杀虫止痒之功。湿热久留不去，影响厥阴疏泄，而柴胡具有疏肝解郁之效。日久病情由实致虚，常表现为肾阳不足，故加用肉桂以温补肾阳，通利血脉，诸药合用共奏清热利湿、化瘀益肾之功。

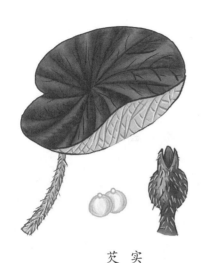

芡　实

前列腺炎方

【组成】败酱草、紫花地丁各30克，萹蓄、冬葵子、乌药各9克，皂角刺、王不留行、益母草、泽兰各15克，穿山甲珠6克，琥珀粉3克。有前列腺增生者，合用桂枝茯苓丸；会阴潮湿，湿热下注，合用龙胆泻肝丸；急性期发作见尿频、尿急，加用鱼腥草、蒲公英；会阴坠痛，加用牛膝、乌药等；小便淋漓、尿道烧灼感，加用灯心草、淡竹叶；睾丸坠痛，加用橘核、荔枝核、小茴香等；滴血，加琥珀粉、三七粉；滴白，加砂仁、豆蔻仁；肾气不充，合用金匮肾气丸，加续断、桑寄生、狗脊；遗精、性

功能减弱者，合用地黄汤加莲肉、莲须、芡实、煅龙牡、沙苑蒺藜。

【用法】水煎2次，分2次温服，6周为1个疗程。生活宜忌：每晚双足热水浴20分钟，清洗肛门、生殖器，节房事，调饮食，畅情志，避免久坐，戒酒，忌食辛辣之物。

【功效】清热利湿，活血解毒。适用于急慢性前列腺炎。

■ 方　析

方中败酱草、紫花地丁清热解毒；萹蓄、冬葵子、乌药降气利尿通淋；皂角刺、王不留行、益母草、泽兰、穿山甲珠、琥珀粉活血化瘀，利湿消肿散结，宁心安神。诸药合用，奏清热利湿泌浊、活血解毒消肿、化瘀宁心安神之功。故用于治疗急、慢性前列腺炎有较好的疗效。然本病病程长，治疗非一日之功，有时虽觉症状消失，但化验检查仍有异常，此时应继续服药。

前列清汤

【组成】瞿麦12克，败酱

草、白花蛇舌草各15克，蒲公英30克，金钱草15克，桃仁9克，鳖甲、水蛭各6克，川芎、赤药各12克，黄芪、何首乌各15克，女贞子、墨旱莲各12克。加减：尿频、尿痛、排尿困难合八正散加减；腰痛加杜仲12克，菟丝子15克，续断12克；小腹、会阴或睾丸疼痛者加荔枝核12克，川楝子9克；前列腺有结节加莪术、穿山甲各12克。

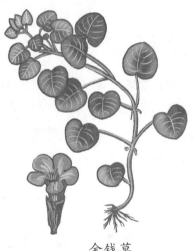

金钱草

【用法】每日1剂，水煎，分2次服。15日为1个疗程。

【功效】清热利湿，活血化瘀，兼补肾气。适用于前列腺炎。

■ 方 析

方中以瞿麦、败酱草、白

花蛇舌草、蒲公英、金钱草清热利湿，以桃仁、鳖甲、水蛭、川芎、赤芍活血化瘀，用黄芪、何首乌、女贞子、墨旱莲补气益肾以增加疗效。诸药合用，攻补并用，标本兼治，故收佳效。

前列舒饮

【组成】山药、牡丹皮、茯苓、生地黄、石菖蒲、穿山甲、王不留行、白花蛇舌草、乌药、败酱草、虎杖、泽泻、蜈蚣、车前子。阴虚火旺加知母、黄柏、女贞子；阳气虚者加淫羊藿、菟丝子。

【用法】每日1剂，水煎，分2次服。14天为1疗程。

【功效】补肾益气，化瘀通淋。适用于前列腺炎。

■ 方 析

本病治疗以补虚、补肾为主，补肾者当选六味地黄丸。年轻体盛、阴虚火旺者多加知母、黄柏以泄其相火，加女贞子补其阴；年老阳气虚者，加淫羊藿、菟丝子以助其阳。方中虎杖、败酱草、车前子、石菖蒲开窍利湿，分清浊以通淋。穿山甲、皂角刺、王不留行、白花蛇舌草、乌药活血祛瘀、行气散结而改善前列腺局部微循环，促进增生变性之纤维组织的吸收，尤其穿山甲、皂角刺透剔穿凿之品，坏前列腺包膜形成的屏障，利于药物进入腺体内发挥作用。

化瘀利湿汤

【组成】地龙、穿山甲各10克，土茯苓、白花蛇舌草30～50克，牛膝、虎杖各25克，王不留行、石菖蒲、车前子、生甘草各15克。前列腺硬结加三棱、莪术；会阴区、睾丸痛甚者加川楝子、荔枝核、延胡索；精神抑郁者加合欢皮、五味子；性欲低下者加巴戟天、淫羊藿、蜈蚣；不育症加枸杞子、沙苑子、菟丝子、肉苁蓉。

【用法】水煎服，每日1剂，10日为1个疗程。为提高疗效，采用一方两用，嘱患者将药渣煎汤1盆，以温热感为度，先熏，待温度适宜后，坐盆内水渍至小腹，每次30分钟，每晚坐浴1次。

【功效】化瘀散结，利尿通淋。适用于前列腺炎。

■ 方 析

慢性前列腺炎主要病机为湿热蕴结下焦精室，气血络脉瘀浊阻滞，使前列腺慢性充血，瘀浊阻滞腺体，腺液排泄不畅而引起本病。临床所见，患者大多初起症状表现不明显而失于调治，就诊时病程已较长。在整个疾病发生过程中始终有瘀血和湿热的病理变化。本病湿热为标，血瘀为本，二者夹杂，相互转化，致使病情复杂，缠绵难愈。化瘀利湿汤采用化瘀散结为主、利湿泄浊为辅的组方原则，促进炎症吸收组织软化，并能疏通腺管，用于治疗前列腺炎效果显著。

祛浊散瘀汤

【组成】牛膝、草薢、石菖蒲、红花各12克，丹参、白花蛇舌草、土茯苓各30克，虎杖、桃仁、红藤各15克，酒炒大黄、生草各6克。尿道灼热、尿频酌加萹蓄、黄柏、栀子；小腹、会阴疼痛酌加乳香、没药、荔枝核；会阴、肛门坠胀酌加黄芪、升麻、柴胡；腰膝酸痛酌加菟丝子、续断、桑寄生。

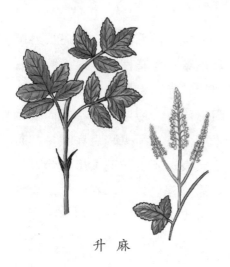

升麻

【用法】每日1剂，水煎，分2次服。

【功效】祛瘀散浊，活血化瘀，清热解毒。适用于前列腺炎。

■ 方 析

方中以牛膝、红花、桃仁活血散瘀，以土茯苓、虎杖、红藤祛浊通窍，以白花蛇舌草、红藤清热解毒，活血通窍。加石菖蒲以祛浊豁痰，通精窍也；加酒炒大黄消滞通便，活血化瘀，使下焦之湿热从大便而解，寓"肾主二便"之意，通大便即泄肾中之湿热也；加甘草以调和诸药，共奏祛瘀散浊、活血化瘀、清热解

毒之效。所以祛浊散瘀汤能疗浊得去，精室气血通畅，其藏泻功能得以恢复，使肾气自充，败精瘀浊之邪气无所停驻，又可预防因病邪及不良因素的侵扰而使本病反复发作。

清淋汤

【组成】炒苍术15克，炒黄柏10克，川萆薢15克，土茯苓30克，猪苓20克，瞿麦12克，萹蓄12克，炒生地黄20克，山药10克，山茱萸10克，金银花20克，车前子15克，牡丹皮10克，赤芍10克，桃仁10克。肝肾阴虚证加鲜石斛30克，麦冬15克；肾阳不足证加锁阳20克，肉桂4克，气滞血瘀证加炮穿山甲10克。

【用法】每日1剂，水煎，分2次服。1个月为1个疗程。

【功效】清热利湿，活血化瘀。适用于前列腺炎。

■ 方 析

方中的苍术、川萆薢、猪苓、车前子利湿清浊，金银花、黄柏、瞿麦、萹蓄清热利湿通淋，牡丹皮、赤芍、桃仁凉血

活血，炮穿山甲通络散结，生地黄、山茱萸益肾，肉桂、巴戟天温阳。诸药合用共奏清热利湿、活血化瘀、益肾之功。而现代药理表明，金银花、牡丹皮、赤药、桃仁等药除具有抗菌消炎作用外，还具有促进炎症吸收，消除肉芽肿形成，改善微循环，增强巨噬细胞的吞噬功能及较强的干扰素诱发作用，有助于缓解前列腺小管因炎性渗出导致的管腔狭窄，也能明显改善前列腺修复过程的纤维组织增生和瘢痕形成。从而使后尿道压力得以减轻，减低尿液的反流，使炎性前列腺液得到充分引流。

血府逐瘀汤加味

【组成】桃仁、生地黄、赤芍、牛膝、白花蛇舌草、败酱草各15克，红花、当归、桔梗各10克，柴胡、枳壳、甘草各6克。大便秘结者加大黄，睾丸部疼痛或精索胀痛为甚者加荔枝核、川楝子，肾虚滴白者加益智仁、山药，性功能下降者加淫羊藿、仙茅、肉苁蓉，前列腺质略硬并有结节者加炮穿山甲、王不留行。

【用法】每日1剂，水煎服，1日2次，30日为1个疗程，治疗期间忌辛辣刺激之品，禁止饮酒。

【功效】活血化瘀，行气解毒。适用于前列腺炎。

■ 方 析

方中当归、川芎、赤药、桃仁、红花活血化瘀，牛膝祛瘀血、通血脉并引瘀血下行，柴胡、桔梗疏肝解郁，枳壳行气止痛，生地黄凉血清热、养血润燥，白花蛇舌草、败酱草清热解毒，甘草调和诸药。诸药合用共奏活血化瘀、行气解郁、止痛清热之功效，故疗效较好。

痊前汤

【组成】泽兰10克，丹参30克，王不留行10克，当归15克，穿山甲10克，虎杖15克，红藤15克，土茯苓15克，瞿麦15克。湿热重加蒲公英、鱼腥草等；兼肾阳虚加巴戟天、淫羊藿、补骨脂、黄芪等；兼肾阴虚加知母、黄柏、枣皮等。

【用法】每日1剂，水煎，分2次服。2周为1个疗程，一般用药

3～5个疗程。

【功效】活血化瘀，行气通窍。适用于慢性前列腺炎。

■ 方 析

慢性前列腺炎的病机多与湿热、血瘀等相关。《景岳全书》有"淋之为病，无不由乎热剧，无容辨矣……"之说。本组病例中，或喜食肥甘，或饮酒太过，酿成湿热，或不讲卫生，致湿热之邪由下窍而入，或忍精不泻，蕴而化热。由于湿热长久不清，蕴结下焦，致脉络瘀阻，形成瘀血阻滞的症候。亦有情志不调，肝失疏泻，气血流行不利，脉络瘀滞，气血凝滞。本方以泽兰、丹参、王不留行、当归、穿山甲活血化瘀；虎杖、红藤、土茯苓、瞿麦清湿热，使湿热得去，血脉得通。

通淋祛浊汤

【组成】地肤子30克，黄芪30克，红藤30克，白花蛇舌草30克，草薢20克，败酱草20克，穿山甲15克，党参15克，牛膝15克，威灵仙15克，王不留行15克，小茴香6克，白芥子6克，琥珀（冲）3克，甘草3克。湿热甚，苔黄腻者，加黄柏、虎杖、蒲公英；尿道涩痛明显者，加木通、石韦；睾丸、附睾疼痛，加荔枝核、乌药；血虚者，加当归；便秘者，加生大黄；血精者，加白茅根、藕节；腺体硬、会阴刺痛，加三棱、莪术；若舌红、口干、脉细数为肾阴虚者，加女贞子、龟甲；舌淡、畏寒、阳痿为肾阳虚明显者，加鹿茸、肉苁蓉。

【用法】每日1剂，水煎3次，前2次分早、晚口服，第3次取汁，加芒硝15克溶解，于睡前趁热坐浴30分钟。2周为1个疗程，一般治疗2～3个疗程。服药期间，忌食醇酒、辛辣刺激之品，避免房事。

【功效】利湿通淋，化瘀散结，固肾祛浊。主治慢性非细菌性前列腺炎。

■ 方 析

方中以地肤子、白花蛇舌草、败酱草、红藤清热利湿、通利下焦；穿山甲、琥珀、威灵仙、王不留行活血散瘀，软坚散结，通窍开闭；萆薢利湿去浊；小茴香、白芥子温化痰湿，散结止痛；黄芪、党参补气以助气化；牛膝引药下行，直达病所。诸药合用，标本兼顾，祛邪而不伤正，主辅相成，相得益彰；更兼以芒硝溶入煎液，趁热坐浴，药力渗入肌肤腠理，清热解毒，疏通脉络，从而起到内外合治之目的。

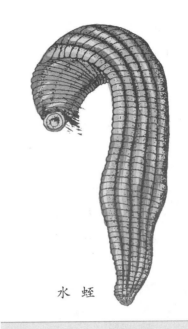

水　蛭

水蛭斑蝥汤

【组成】水蛭（研末冲服）、冬虫夏草（研末冲服）各1克，斑蝥（研末冲服）0.1克，制大黄、穿山甲（先煎）各10克，川楝子、黄芪各15克，淫羊藿12克，伴尿路感染者加萹蓄、瞿麦各15克，白花蛇舌草、白茅根各30克；血尿者加茜草、大蓟、小蓟各15克；腰痛甚者加杜仲、续断各15克。

【用法】每日1剂，水煎，分2次服。服时冲入水蛭末、冬虫夏草末、斑蝥末。1个月为1个疗程。

【功效】活血化瘀，软坚散结。适用于前列腺增生患者。

■ 方　析

水蛭斑蝥汤中水蛭善剔"精道、尿道之瘀血败精"，所含之水蛭素、抗血栓素能抗凝并促进局部微循环，有利于前列腺增生的消散；斑蝥破血散结，所含之斑蝥素具有提高机体免疫功能及抗肿瘤作用；大黄活血通瘀攻下，使邪从肠道而出；川楝子行气活血止痛，泻膀胱之热，使邪由尿路而去；穿山甲性善走窜，能疏通脏腑气血、经脉，活血祛瘀，软坚散结，并可引诸药直达病所。但破血通瘀药久服易耗伤气血，故配以黄芪益气补虚生血。诸药合用，益气活血化瘀，疏通脏腑气血经络，软坚散结，能使局部血循环增加，畅通前列腺管，软化纤维组织，具有抗增殖、消炎、改善微循环作用，从而能缓解前列腺增生引起的尿路梗阻症状。

活血散结方

【组成】黄芪30克，赤芍、川芎各20克，玄参、夏枯草、王不留行、蚤休、白花蛇舌草各15克，山慈姑、白芷各10克。伴膀胱湿热者，加萹蓄、瞿麦、黄柏、鱼腥草；伴肝气郁滞者，加乌药、橘核、醋延胡索；伴阳虚者，加牛膝、淫羊藿、蛇床子。

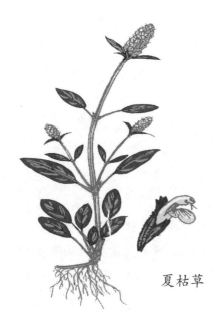

夏枯草

【用法】每日1剂，水煎服。同时服用具有活血化瘀、清热通淋之中成药前列通瘀胶囊，每次5粒，每日3次。4周为1个疗程，可连续2～3个疗程。

【功效】活血化瘀，解毒散结。主治前列腺增生。

■ 方析

本方中黄芪、赤芍、川芎益气活血，玄参、夏枯草、蚤休、白花蛇舌草、山慈姑清热解毒散结，王不留行、白芷通经开窍，共奏活血化瘀、解毒散结、通经开窍之功效。药理研究表明：本方选用药物具有改善微循环，抗亚急性、慢性炎症，抑制肉芽肿，抗纤维组织增生及镇痛，抑菌作用。

加味抵当汤

【组成】生水蛭、穿山甲、萆薢各15克，西洋参10克，桃仁12克，牡蛎30克，牛膝20克，生大黄、生甘草各6克。若湿热下注较重，影响膀胱气化功能者可选加黄柏、知母、石韦、车前子、木通、泽泻等；若兼肺热壅盛者加桑白皮、牛蒡子、黄芩等；若因肝郁气滞，疏泄失职，水液排泄受阻，以致小便不爽或点滴不通者加柴胡、沉香、龙胆草、郁金、牡丹皮等；若兼中气不足而致清气不升，浊阴不降者加柴胡、升麻、白术、黄芪等，或合用补中益气汤；若兼肾阳亏虚，命门火衰，膀胱气化不利者加肉桂、巴戟天、制附子、山茱萸、鹿茸、熟地黄等。

【用法】每日1剂，水煎取药液500毫升，分2～3次服，连续服药2个月为1个疗程。服药期间停服其他治疗前列腺疾病的药物，禁食辛辣等刺激性食物。

【功效】软坚散结，化瘀降浊，清热利湿。适用于前列腺增生患者。

■ 方 析

本方用抵当汤直入下焦，破结祛瘀泻热，促进血液循环；用西洋参大补元气，可增强机体免疫及抗病能力，以助抵当汤破结祛瘀之功；穿山甲、牛膝等可助水蛭、桃仁软坚散结，疏通经络透达关窍；用大黄清热利湿。全方共奏软坚散结、化瘀降浊、清热利湿之功，故取得比较理想的疗效。

开利散结汤

【组成】肉桂6克，桔梗6克，乌药15克，木香6克，升麻6克，枳壳12克，茯苓15克，猪苓15克，泽泻15克，桃仁12克，皂角刺12克，炮穿山甲（研末冲服）9克，王不留行12克，牛膝15克，湿热加苍术15克，黄柏15克，车前草30克；肾虚腰痛加杜仲15克，桑寄生15克，延胡索15克，气虚加党参15克，黄芪30克。

【用法】每日1剂，水煎，分2次服。

【功效】温阳利水，活血化瘀，软坚散结。适用于前列腺炎患者。

■ 方 析

病位虽在膀胱，但与三焦、肺、脾、肾的关系最为密切，上焦之气不化，当责之于肺，肺失其职，则不能通调水道下输膀胱；中焦之气不化，当责之于脾，脾土虚弱，则不能升清降浊；下焦之气不化，当责之于肾，肾阳亏虚，气不化水，肾阴亏虚，阴不化阳，均可引起膀胱气化失常，而形成"癃闭"。所以尿的排泄在膀胱，但上离不开肺的宣化，中离不开脾胃的升降，下离不开肾的温化。因此治疗时当上开肺气，中启枢机，下温肾阳，加用活血化瘀、软坚散结之品。药用升麻、桔梗、枳壳上开肺气，取"提壶揭盖"之意。用茯苓、猪苓、泽泻以利尿通淋。用肉桂、乌药温补肾阳，温阳化气利水。用炮穿山甲、皂角刺、王不留行、桃仁以活血化瘀，软坚散结消肿。牛膝补肾活血，引药下行直达病所。诸药合用，温阳化气利水，活血化瘀，软坚散结，获取佳效。

土茯苓汤

【组成】土茯苓15克，连翘15克，地肤子15克，虎杖15克，通草10克，冬葵子10克，猪苓10克，薏苡仁10克，穿山甲10克，天花粉10克，当归10克，贝母10克。若肾阴虚者加龟甲15克，山

茱萸15克；肾阳虚者加肉桂6克，淫羊藿10克；兼气虚者加黄芪15克，升麻10克；若遗精频繁者加龙骨15克，牡蛎15克；若有血尿者加小蓟15克，牡丹皮10克。

【用法】每日1剂，水煎3次，前2次分早晚服，第3次加温水后坐浴30分钟，14日为1个疗程，连续治疗2～3个疗程。治疗期间禁食辛辣、刺激之品。

【功效】清热解毒，利尿通淋，活血祛瘀，软坚散结。主治慢性前列腺炎。

■ 方　析

慢性前列腺炎属于中医"淋浊"范畴，中医认为本病发病与湿热、瘀血、肾虚有关。本方以土茯苓、地肤子、连翘、虎杖、通草清热解毒，利尿通淋；猪苓、薏苡仁淡渗利湿；穿山甲、天花粉、当归、贝母活血祛瘀，软坚散结，特别是穿山甲穿透力较强，使药物能够进入病灶而起效。

扶正祛瘀利湿方

【组成】泽兰15克，泽泻15克，王不留行15克，丹参20克，

车前子20克，猪苓15克，茯苓15克，黄芪20克，生地黄15克，山药15克，鳖甲15克（先煎），虎杖15克，桔梗10克。血尿明显者，加琥珀末、白茅根；阳虚者，加肉苁蓉、菟丝子；血虚明显者，加阿胶、当归，大便秘结者，加火麻仁；尿中有白细胞者，加用蒲公英、白花蛇舌草；前列腺质硬者，加穿山甲、黄药子。

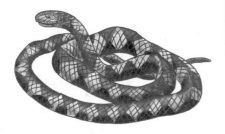

白花蛇

【用法】每日1剂，水煎2次，分2次口服。外用小茴香、葱白、红藤各等份炒热纱布包裹，熨敷小腹部。日行2次，2日服1剂。30日为1个疗程，治疗2个疗程。

【功效】益气养阴，活血通络，利湿清热。主治前列腺增生。

■ 方　析

本方选黄芪、生地黄、山药、茯苓、鳖甲等药以健脾益气

养阴，泽兰、虎杖活血通络利水，猪苓、泽泻、车前子利湿清热，王不留行、丹参、穿山甲以活血化瘀，桔梗宣肺理气行瘀。外用药葱白、小茴香、红藤是在局部直接起行气通窍、散瘀解毒之功用。内服、外敷联合运用旨在调节膀胱的气化功能，改善局部血液循环，促进前列腺增生组织缩小，解除梗阻之症。诸药合用，扶正不敛邪，利湿不伤阴，祛瘀不破血，标本同治，故取得满意疗效。

启闭通关汤

【组成】黄芪15克，车前草15克，白术15克，赤芍15克，琥珀末（冲服）3克，金钱草15克，甘草10克，大黄10克，川楝子15克，制附子2克，石菖蒲20克，穿山甲10克。气虚明显加党参30克，升麻10克；阳虚加肉桂3克，淫羊藿15克，巴戟天15克；阴虚加生地黄20克，女贞子15克，墨旱莲15克；瘀热内蕴加败酱草15克，黄柏15克；情志不舒加柴胡8克，香附15克；伴饮食欠佳加麦芽30克，鸡内金15克；附睾硬结伴

疼痛加小茴香8克，荔枝核15克。

【用法】每日1剂，水煎服。1个月为1个疗程，共3个疗程。

【功效】通瘀散结，利水通闭。主治前列腺增生。

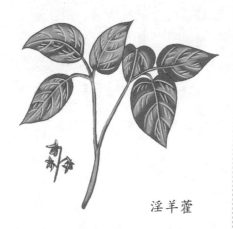

淫羊藿

■ 方 析

本方中穿山甲、赤芍、琥珀等活血化瘀，能使毛细血管通透性增强，有利于肿大包块的吸收和排泄，同时也能增强吞噬细胞的吞噬功能，促进对肿大包块的分解、吸收。黄芪升气补中，助阳化气；车前草主气癃，利水道，两药一升一降，下走膀胱以行水。甘草补三焦元气，可升可降，助气化通其闭塞。黄芪、白术补气，一则气旺则血行，增强活血之功，二则助膀胱气化，促

小便下行。附子引药入于下焦，并有引火归原之功。因为本病灶在隐蔽之处，非用香窜之药不能透达病所，故用麝香，一般用石菖蒲代。诸药合用，通瘀散结，利水通闭。

前列通

【组成】熟地黄15克，肉桂6克，穿山甲15克（先煎），皂角刺15克，石见穿30克，大黄10克，三棱12克，贝母15克，当归10克，炙鳖甲15克（先煎），蜈蚣10克。兼湿热者，佐清热利湿之品，滑石、甘草各9克，泽兰15克，车前子15克（包煎）；兼中气不足者，佐益气补中之品，欲降先升，加生黄芪24克，枳壳30克，升麻8克；兼急性尿潴留者，佐开宣肺气之品，提壶揭盖，加荆芥12克，桔梗12克。

【用法】水煎服，隔日1剂，2次分服。

【功效】补肾益气，活血化瘀，祛痰散结。主治前列腺增生。

■ 方 析

本方中熟地黄、肉桂，补肾

益元，作强气化，水道畅通，有肾上腺素能受体阻断作用。血实者宜决之，大黄、三棱、当归活血破瘀散结；穿山甲、鳖甲溃坚消肿；皂角刺、石见穿、贝母、蜈蚣，祛瘀理气通络。前列腺乃督、任、冲三脉必经之处，为多血之脏，易瘀易滞，用化瘀活血药，可以改善微循环，解除下尿路梗阻。诸药合用，标本兼治，能明显改善尿流率，减少残余尿量，缓解排尿症状。本方蜈蚣用量较大，临床使用最好从小剂量开始，发现中毒反应要立即停药。

软坚化癥散

【组成】生黄芪、肉苁蓉、淫羊藿、刘寄奴各120克，穿山甲、莪术、水蛭、牡蛎、贝母、白芥子、生半夏、夏枯草、王不留行、牛膝各60克，琥珀、沉香各30克。肾阴虚配服六味地黄丸；肾阳虚配服八味地黄丸；中气不足配服补中益气丸；湿热盛加半枝莲、蒲公英、白花蛇舌草；血尿加白茅根、茜草根、三七；并发泌尿系结石加金钱草、冬葵子、石韦；夜尿频多加菟丝子、覆盆子、巴戟天、桑螵蛸。

【用法】诸药共为细末，每次服20克，早、晚各服1次。1个月为1个疗程。共3个疗程。

【功效】祛瘀化痰，软坚化癥。主治前列腺增生。

■ 方 析

本方中生黄芪、肉苁蓉、淫羊藿补气温肾以培本扶正，以防克伐正气；刘寄奴、穿山甲、莪术、水蛭、王不留行、琥珀活血化瘀利水，软坚散结消癥；牡蛎、贝母、白芥子、生半夏、夏枯草化痰软坚散结，沉香行下焦气滞，牛膝引药下行。穿山甲可增加前列腺的通透性。诸药合用，共奏化痰、祛瘀、软坚化癥之功。

少腹逐瘀汤加味

【组成】小茴香6～9克，干姜3克，延胡索10克，没药6克，当归15克，川芎6克，肉桂粉3克（冲），赤芍10克，失笑散20克（包煎），党参15克，黄芪30克，猫爪草20克，原蚕蛾6克（研吞），刘寄奴20克，瞿麦20克，鹿衔草20～30克。伴血尿者加藕节炭30克，白茅根30克，琥珀末6克（鸡蛋清调分吞）；伴尿道灼热疼痛者加败酱草、土牛膝各20克，栀子10克；大便秘结者加虎杖30克，肉苁蓉12克；尿潴留者加穿山甲片10克，王不留行、冬葵子各20克。

【用法】每剂水煎2次，共取汁500毫升，早、中、晚分服，每日1剂，2周为1个疗程。

【功效】补肾助阳，益气养血，利水通淋。主治慢性前列腺炎。

■ 方 析

方中小茴香、原蚕蛾二药配伍补肾促气化，以党参、黄芪培土生金，使脾气复，肺气充，肾气得滋，气化复常，当归、川芎、赤芍、失笑散养血活血化瘀，刘寄奴有良好的化瘀利水作用，瞿麦《本经》"主关格诸癃结，小便不通"。二药重用领诸药直入下焦，与猫爪草、延胡索、没药共为化瘀消癥利水通淋良药。肉桂、干姜、鹿衔草辅主药温肾助阳促气化。全方合用使肾气滋生，脾气复而升，肺气充而降，开阖司职，瘀浊得化，气化复常，机关利则溺道畅而病愈。

疏泉汤

【组成】黄芪、制穿山甲（先煎）各15克，肉桂3克（后下），泽兰10克，川芎6克，煅瓦楞子30克（先煎），泽泻12克。偏于湿热者，加木通10克，滑石12克；偏于中气下陷、膀胱失约者，加山药10克，升麻6克；偏于肾阴不足、水液不利者，加知母9克，熟地黄15克；偏于肾阳不足、气化无权者，加制附子6克，菟丝子10克；偏于下焦蓄血、瘀阻膀胱者，加土鳖虫6克，牛膝12克。

【用法】每日1剂，水煎2次，取汁400毫升，早、晚分服。

【功效】补脾益肾，活血散结，通调水道。主治前列腺增生。

■ 方 析

本方中黄芪、肉桂补脾益肾，调整膀胱气化功能，为君药；泽兰、川芎活血化瘀，改善局部微循环，为臣药；制穿山甲、煅瓦楞子软坚散结、缓解纤维化程度，泽泻淡渗利水、通调水道，为佐使药。诸药合用，奏补脾益肾、活血散结、通调水道之功，体现了补虚勿忘祛实、祛实勿忘扶正这一原则。

通淋消癃汤

【组成】菟丝子、王不留行各30克，山茱萸、炒穿山甲珠、枸杞子、仙茅、冬葵子各15克，肉桂4克，沉香5克。肾虚症状明显，怯寒，腰膝发冷，夜尿10次以上，舌淡，脉细而沉者，基本方加鹿胶、附子各10克；瘀阳症状明显，尿点滴而下，余沥不净，或少腹胀痛，舌有瘀点或瘀斑，脉沉缓或沉涩者，基本方加桃仁、红花各10克，丹参30克；夹热症状明显，尿少而赤黄，尿急尿痛或血尿，大便秘结，舌红少津，脉细数或弦数者，基本方加琥珀4克，黄柏、知母各15克；伴急性尿潴留者，下腹、会阴部热敷；针刺关元、三阴交、阴陵泉或在无菌操作下导尿。

【用法】每日1剂，水煎，分2次服。

【功效】温肾益气，开窍通淋。主治慢性前列腺炎。

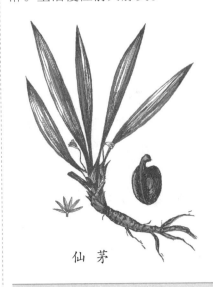

仙茅

■ 方　析

临床85%以上的病例源发于慢性前列腺炎的基础之上。而慢性前列腺炎的发病，与手淫或性生活过度频繁有密切关系。因此，笔者认为，补肾为治疗本症的基本法则。通淋消癃汤的主要功用是温阳益肾，重用菟丝子，加用鹿胶、制附子等，目的在于增强温阳益肾、启运水液的功效。

通淋汤

【组成】生地黄20克，泽泻10克，枣皮15克，山药20克，茯苓15克，王不留行15克，三棱15克，莪术15克，牡丹皮10克，肉桂6克，车前子15克，牛膝12克。腰膝酸软加杜仲、续断，湿热内蕴加黄柏、知母，阳虚不足加仙茅、制附子，气虚加党参、黄芪。

【用法】以上药首次加水800毫升，文火煎至120毫升；第2次加水400毫升，煎至150毫升。每剂煎2次，2次药液混合，上下午2次分服，1个月为1个疗程。

【功效】补肾化瘀，通淋利水。主治前列腺增生。

■ 方析

本方是在六味地黄汤基础上加减而成。方中茯苓、泽泻、车前子降浊利水，具有改善前列腺分泌功能、促进腺体消肿之功；生地黄、枣皮、山药滋阴补肾，佐以肉桂鼓舞肾阳，正所谓"无阳则阴无以化，无阴则阳无以生"。使阴阳互长，肾气充足，则内分泌功能恢复正常，有利于增生腺体的吸收；王不留行、三棱、莪术软坚化结，活血化瘀，能促进局部血液循环，减轻局部炎症，抑制和消除纤维结缔组织增生，使腺体变软缩小；牡丹皮清热，减轻局部炎症反应；更用牛膝之补肾化瘀，引药下行直达病所之力。诸药合用，共奏补肾化瘀、通淋利水之功。

通淋汤

【组成】猪苓15克，茯苓15克，瞿麦15克，萹蓄15克，车前子15克，木通6克，萆薢15克，泽泻15克。湿热下注型，加黄柏15克，茵陈15克，龙胆草15克，金钱草15克；肾阴亏虚型加生地黄20克，山药15克，牡丹皮15克，桑葚15克；精血瘀阻型加桃仁15克，红花10克，川芎15克，益母草20克，赤芍15克。

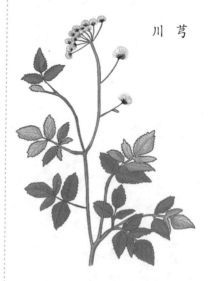

川芎

【用法】每日1剂，分3次服，2周为1个疗程，连续治疗

2～3个疗程。

【功效】利水通淋。主治慢性前列腺炎。

■ 方 析

方中猪苓、茯苓、泽泻利水渗湿；瞿麦清心热、利小便与膀胱湿热；萹蓄清利下焦湿热，降火通淋；木通、车前子利水通淋；萆薢利湿浊，诸药合用共奏利水通淋之功。根据辨证属湿热下注型加重清利湿热之药；属肾阴亏虚型加重滋阴补肾药；属精血瘀阻型加重活血化瘀药。

通窍煎

【组成】熟地黄、山茱萸、泽泻、淫羊藿、归尾、炮穿山甲、桃仁各10克，茯苓、猪苓、白术各15克，肉桂、生大黄各6克。

【用法】每日1剂，水煎，分2次服。4周为1个疗程。

【功效】活血化瘀，通窍利水。主治前列腺增生。

■ 方 析

前列腺增生属于祖国医学"精癃病"范畴。根据"精癃"之证，传统医学之机制概属于肾。年过"五八"之后，正气渐衰，阳气虚弱，导致膀胱气化失职，州都管辖无能；年老肾虚不足，相火妄动，煎熬津液，血脉不利，瘀血败精积结成块（前列腺体积增大），阻塞于膀胱尿道之间，水道决渎不利及精关不固，形成"精癃"之理论。因此肾虚气化不利和瘀结内阻是本病症的最重要因素。通窍煎方中熟地黄、山茱萸滋补肾阴，壮水之主；肉桂、淫羊藿益火之源，补水中之火，鼓舞肾气且携泽泻；茯苓、猪苓直走膀胱，化决渎之气，与生大黄、白术分利三焦水道之分泄；尤以山甲走窜之物和归尾、桃仁，有散瘀精通溺窍，以利开关，启开合之功；使排尿通畅。

下尿涌泉丹

【组成】蒲公英30克，瞿麦30克，龙胆草30克，车前子30克，王不留行20克，炒穿山甲20克，升麻6克，菟丝子30克，麝香1克，白胡椒10克。

【用法】上药共研细末，瓶装备用。临用时取药末10克以温水调和成团涂以神阙穴，外盖纱布用胶布固定，3日换药1次，10次为1个疗程，3个疗程后统计疗效。

【功效】清热利湿。主治前列腺增生。

■ 方 析

良性前列腺增生症属于中医"癃闭"范畴。下尿涌泉丹中蒲公英、瞿麦、龙胆草、车前子清热利湿，解毒；王不留行、炒穿山甲活血通经；升麻升清降浊；麝香辛散温通，芳香走窜，通行十二经，其开窍、活血、通经达络、消肿、防腐、止痛之功，颇为显著；菟丝子补肾益精；白胡椒温中散寒、行气止痛。诸药合用则湿热得清，癃闭自愈，尿如涌泉矣。神阙穴与全身经络相通，与脏腑相连，该穴用药既可激发经络之气，又可通过药物在局部的吸收，发挥明显的药理作用。临床观察下尿涌泉丹对下焦湿热与下焦湿热伴有瘀血阻滞型良性前列腺增生确有较好疗效。

消癃汤

【组成】黄芪15克，杏仁10克，肉桂9克，生大黄10克，穿山甲10克，琥珀粉（冲）3克，乌药10克，桃仁12克，牛膝15克，泽兰15克，巴戟天15克。若尿黄涩痛，加赤芍、栀子、车前子；尿血者，加白茅根、三七；气滞明显、小腹会阴胀甚者，加沉香、小茴香；前列腺质硬者，加皂角刺、王不留行；阴虚者，加鳖甲、玄参、生地黄。

【用法】每日1剂，水煎早、晚分服，2周为1个疗程。服药期间禁酒、辛辣刺激食物，一般治疗3～4个疗程。

【功效】温阳利水，通络开窍。主治前列腺增生。

■ 方 析

前列腺增生多见于50岁以上老年人。黄芪、肉桂、巴戟天益气温阳以治根本，又黄芪为提升药亦有揭盖开闭之效；杏仁宣肺利气以提壶揭盖；大黄通后窍以开前窍之功；穿山甲、桃仁、牛膝通血活络，祛瘀散结，且牛膝引药下行；琥珀、泽兰活血散瘀，利水通淋；乌药调理气机，改善三焦气化功能。

益肾活血汤

【组成】熟地黄10克，山茱萸10克，茯苓10克，当归10克，桃仁10克，红花10克，丹参10克，夏枯草10克，玄参10克。小便清长，畏寒肢冷，腰膝酸软，舌质淡、苔白，脉沉细者，加桂枝、附子各10克；五心烦热，头晕耳鸣，舌质红少津，脉细数者，加知母、黄柏各10克。

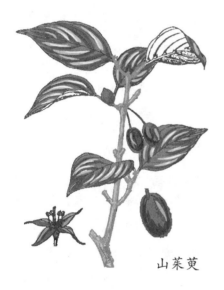

山茱萸

【用法】每日1剂，水煎早、晚各服1次，连续服药3个月为1个疗程。

【功效】补肾养阴，活血散结，通利水道。主治前列腺增生。

■ 方　析

本方以地黄丸补肾养阴，桃仁、红花、当归、丹参活血化瘀而不伤正，夏枯草、玄参化瘀散结。偏阳虚者，无阳则阴无以化，故加用桂枝、附子，正所谓"益火之源以消阴翳"；阴虚者，无阴则阳无以生，加用知母、黄柏，"壮水之主以制阳光。"治疗本病重点在肾，关键在化瘀散结。

益癃汤

【组成】补骨脂30克，黄芪30克，生牡蛎（先煎）30克，茺蔚子15克，泽兰15克，王不留行15克，菟丝子10克，贝母10克，桔梗10克，牛膝10克，炒穿山甲粉（冲服）3克，琥珀粉（冲服）3克，肉桂粉3克（冲服）。小腹胀痛明显者加小茴香、乌药，大便秘结者加生大黄。

【用法】每日1剂，水煎，分2次服。

【功效】温肾益气，活血破瘀。主治前列腺增生。

■ 方　析

补骨脂、菟丝子、黄芪、肉

桂可以温肾益元化气；穿山甲、芫蔚子、泽兰、王不留行活血破瘀；贝母、生牡蛎化痰软坚散结；桔梗宣肺气；穿山甲、琥珀通关启闭，宣通脏腑。合用能温肾益气、活血破瘀及通关起闭。

益气软坚汤

【组成】党参、黄芪、王不留行、牡蛎各30克，白术20克，山茱萸、穿山甲各15克，莪术12克，三棱、川芎各10克，肉桂5克，水蛭6克。痛甚，加小茴香、荔枝核、青木香；尿频急，加石韦、萹蓄、木通。

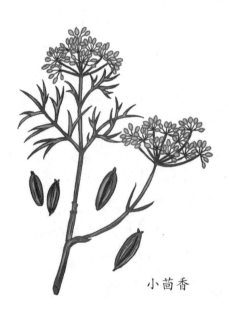

小茴香

【用法】每日1剂，水煎服，1个月为1个疗程，连用3个疗程。

【功效】益气健脾，补肾化瘀，软坚散结，主治前列腺增生。

■ 方 析

党参、黄芪、白术可以益气健脾，肉桂、山茱萸能温阳补肾，三棱、莪术、穿山甲、川芎、王不留行、牡蛎、水蛭化瘀软坚散结，因此，合用这些药能益气健脾补肾，活血化瘀，软坚散结。同时，这些还可以调整机体自身的免疫功能，改善微循环，改善前列腺组织供血，令炎症消失及肿块缩小。

益肾祛瘀汤

【组成】肉苁蓉、山茱萸各12克，淫羊藿30克，王不留行12克，炙穿山甲片9克（先煎30分钟），三七粉3克（冲服），蒲黄（包）10克，泽泻15克，车前子（包）20克，牛膝15克。肾阳虚加附子、肉桂；阴虚火旺加知母、黄柏；气虚明显加黄芪、党参；阴阳两虚加人参、紫河车、鹿角。

【用法】每日1剂，加水1500毫升，文火煎至约150毫升，日服2次，每次150毫升。

【功效】补肾利尿，活血祛瘀。主治前列腺增生。

■ 方　析

肉苁蓉、山茱萸补而不燥，壮肾阳滋肾阴，为平补阴阳之佳品；加淫羊藿补肾之力倍增，肾气充实使下焦水道通调，排尿畅利；王不留行行气导滞；穿山甲软坚散结；三七祛瘀散结，蒲黄有行血消瘀、止血消肿之功，共奏软化增大腺体之功。车前子、泽泻宣泄肾浊，牛膝导诸药下行。

益肾化瘀通淋汤

【组成】党参、丹参、淫羊藿、萆薢、菟丝子、黄柏各20克，黄芪、山药各30克，山茱萸、熟地黄、牡丹皮、知母、莪术、牛膝各12克。湿热甚，尿频、尿急、尿痛明显，苔黄腻者，加滑石20克，车前草15克，蒲公英30克；会阴、肛门坠胀明显者，加乌药20克，小茴香12克，荔枝核15克；性功能减退者，加巴戟天、肉苁蓉、葫芦巴、仙茅各15克；腺体硬、会阴刺痛明显者，加全蝎6克，三棱15克。

【用法】每日1剂，水煎服，1个月为1个疗程，连续治疗2个疗程。

【功效】补肾益精，清热除湿，化瘀通络。主治慢性前列腺炎。

■ 方　析

本方药用党参、黄芪扶正益气；熟地黄补精血、滋肾水；山茱萸补益肾阴；淫羊藿、菟丝子温肾助阳；山药健脾固肾涩精；牛膝补益肝肾、引药下行，诸药促使肾阴肾阳充盈、膀胱滋润以恢复气化。

滋阴利湿汤

【组成】生地黄20克，麦冬20克，鳖甲15克（先煎），阿胶10克（烊冲）；猪苓20克，茯苓20克，泽泻20克，车前子20克，滑石20克（包煎），党参20克，王不留行10克，丹参20克。气虚者，加生黄芪；便秘者，加火麻仁；纳差者，去阿胶，加鸡内金；尿中有红细胞者，加白茅根；尿中有脓细胞、白细胞者，加白花蛇舌草、蒲公英；前列腺质地较硬者，加重鳖甲用量，并加穿山甲、桃仁。

【用法】每日1剂，加水500毫升，煎之取汁300毫升，分2次服。1个月为1个疗程，治疗3个疗程。忌食辛辣、油腻刺激等食物，戒除烟酒。

【功效】益气养阴，利湿清热。主治前列腺增生。

■ 方 析

本方选用生地黄、麦冬、鳖甲、阿胶、党参等药益气养阴以扶正治本，选用猪苓、茯苓、滑石、泽泻、车前子之类利湿清热，通小便以治标，适当加用王不留行、丹参、穿山甲、桃仁等药活血祛瘀，以改善局部血液循环，有利于肿大的前列腺得以缩小。

知柏地黄丸加味

【组成】知母15克，黄柏6克，熟地黄30克，山药15克，枣皮12克，土茯苓15克，牡丹皮12克，泽泻15克，牛膝12克，败酱草30克，虎杖10克。尿后空痛加淫羊藿；神疲乏力加黄芪、当归；尿道灼热明显倍黄柏加蒲公英、鱼腥草；少腹胀加乌药、香附；局部潮湿加生薏苡仁、生牡蛎；舌暗加红花、丹参、赤芍；腰酸腿软加续断、杜仲。

【用法】每日1剂，水煎取汁200毫升，早、晚各服1次，1个月为1个疗程，服3～6个疗程。

【功效】补肾，化瘀，通淋。适用于前列腺炎。

■ 方 析

方中以熟地黄、山药、枣皮健脾固肾；淫羊藿补肾善缓止尿痛，肾气充足则内分泌腺功能易恢复正常，同时能增强吞噬细胞的吞噬能力，提高免疫功能；土茯苓、泽泻、虎杖、败酱草利湿去浊解毒；黄柏泻火坚肾，能改善前列腺分泌功能，抗菌消炎；赤芍、牡丹皮、牛膝化瘀、引药下行直达病所，能促进血液循环，抑制和消除纤维结缔组织增生，有效提高药物的抗菌效果。诸药合用，补肾化瘀通淋，故收良效。

慢性前列腺炎常用的民间验方

◎ 适用于前列腺炎的民间验方

验方1：韭菜子15克，车前子20克。白酒煎，空腹热服。补肝益肾，壮阳固精，清利湿热。适用于慢性前列腺炎。

验方2：生山药30克，生芡实90克，知母、真阿胶、牛白芍各9克。水煎服，每日1剂，早、晚各服1次。滋阴清热。适用于慢性前列腺炎属阴虚火旺者。适用于慢性前列腺炎。

验方3：芹菜150克，香干50克，瘦猪肉50克，豆油10毫升，酱油10毫升。将芹菜去根洗净，用开水焯过，切成细丝；香干、猪肉分别切成细丝。油锅热后先煸肉丝，至八成熟时，放入芹菜、香干丝、酱油，炒熟。佐餐食用。健脾生血，养肝明目，护肤润肌，舒筋活络。适用于慢性前列腺炎。

验方4：萆薢12克，益智仁、乌药各4.5克，石菖蒲3克。上药加200毫升水，煎至160毫升，入盐少许，每日2次服。分清化浊。适用于慢性前列腺炎。

验方5：羊腰子1对，杜仲15克，调料适量。将腰子切开，去皮膜切成腰花，放入调料与杜仲同炖，炖熟取腰花，作夜宵食用。补肾纳气。适用于慢性前列腺炎。

验方6：葵菜200克，葱白4茎，粳米100克。将葵菜洗净，加水煮取药汁，去渣后与淘洗干净的粳米、葱白一同入锅，用大火烧开后转用小火熬煮成稀粥。每日1剂，空腹食用。清热解毒。适用于慢性前列腺炎。

杜 仲

验方7：生黄芪100克，滑石30克，琥珀3克。

水煎服。补气活血利尿。适用于慢性前列腺炎。

验方8：蓖麻仁1克，巴豆8粒，麝香0.15克。方中药物共捣如泥，推贴脐下丹田穴，取效后立即洗去。开穴通窍。适用于慢性前列腺炎。

验方9：山药20克，生地黄20克，肉苁蓉15克，粳米100克。将以上前3味加水煎汁，去渣后与淘洗干净的粳米共煮成稀粥。每日1剂，连服7日。益气养阴，清热凉血，生津润燥。适用于慢性前列腺炎。

验方10：紫草30克，红花10克，穿山甲10克，乳香、没药各5克。上药研细末，过120目筛，加适量凡士林调成糊状，患者取胸膝位，以1：1000新洁尔灭棉球消毒会阴部3次，术者戴无菌手套取3～5克药，捏成团状，蘸少许液状石蜡或植物油，以手指将药自肛门塞入送至直肠前壁，均匀涂于前列腺附近，嘱患者卧床休息30分钟，每日或隔日上药1次，10次为1个疗程。活血消肿，通经散结止痛。适用于慢性前列腺炎。

验方11：鲜爵床草100克（干品减半），红枣30克。将爵床草洗净切碎，与红枣一同加1000毫升水煎至400毫升。代茶饮服，每日1剂。清热解毒，利尿消肿。适用于慢性前列腺炎。

验方12：补骨脂（炒）、青盐各120克，白茯苓、五倍子各60克。共研细末，酒煮面糊为丸，每服9克，日服2次，空腹时温酒或淡盐水送下。温肾利湿涩精。适用于湿浊盛型慢性前列腺炎。适用于慢性前列腺炎。

五倍子

验方13：生山药（去皮为糊）、白米各60克，酥油、白蜜各适量。将生山药为糊后用酥油和蜜炒，令凝，用勺揉碎，另煮米成粥，放入山药搅匀，亦可加少许糖，作早餐食用。健脾益肾。适用于慢性前列腺炎。

验方14：王不留行20克，丹参15克，桃仁15克，粳米100克，白糖少许。将王不留行捣碎，与丹参、桃仁一同加水煎汁，去渣后与淘洗干净的粳米共煮成稀粥，加白糖调味。每日1剂。祛瘀生新，活血消肿，清热解毒。适用于慢性前列腺炎。

验方15：大黄适量。50克生大黄加400毫升水，煎至200毫升按摩，每次30分钟，早、晚各1次，熏洗后用生姜汁调20克熟大黄末，外敷于中极、会阴穴，胶布固定，体质强壮或有热象者，每日用生大黄3～6克泡茶饮，年高体弱无明显热象者，每日3～6克制大黄水煎20分钟后饮服。清热泻火，活血化瘀。适用于慢性前列腺炎。

丹参

验方16：乳香、没药、当归、续断各30克，大活血50克。水煎2次成200毫升，药液温度控制在41℃，隔日灌肠1次，10次为1个疗程。活血化瘀，补肾。适用于慢性前列腺炎。

验方17：土茯苓200克，白花蛇舌草、十大功劳、虎杖各100克，灯心草10克。上药水煎至100毫升左右，每服50毫升，2天服1剂，每剂服4次。清利湿热，活血祛瘀通络。适用于慢性前列腺炎。

验方18：炒山药、炒芡实各30～60克，黄柏10～15克，车前子6～12克，炒白果（去皮）10个。水煎服，每日1剂，每周服5剂。健脾益肾，清热利湿。适用于慢性前列腺炎。

验方19：茯苓粉、白米各30克，红枣（去核）7枚。先煮米几沸后放入红枣，至将成粥时放入茯苓粉，用筷子搅匀成粥，加糖少许，可常食用。健脾利湿。适用于慢性前列腺炎。

验方20：酢浆草50～100克，酒酿100～200克。上药加50～100毫升水，小火煎沸5～10分钟，待温服，每日2～3次，服后卧床2小时。益气生津，活血化瘀。适用于慢性前列腺炎。

验方21：大黄、半夏各10～15克，琥珀5～10克。水煎取100毫升汁冲服琥珀，每日1剂，早、晚各服1次。清利湿热。适用于慢性前列腺炎。

验方22：芡实、金樱子各30克，黄柏20克，苍术5克，牛膝10克。水煎服，每日1剂，早、晚分2次服。清泄相火，补肾固涩。适用于脾肾亏虚、湿热下注之慢性前列腺炎。适用于慢性前列腺炎。

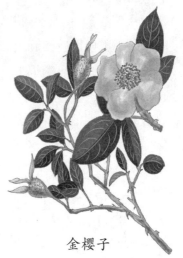

金樱子

验方23：墨鱼1条，桃仁6克。将墨鱼去骨皮洗净，与桃仁同煮，鱼熟后去汤，食鱼肉，作早餐食用。活血祛瘀。适用于慢性前列腺炎。

验方24：青皮、木通各9克，川楝子、车前子、赤芍各12克，丹参15克，蒲公英30克。水煎服，每日1剂。行气活血，清热利湿。适用于气滞血瘀型慢性前列腺炎。适用于慢性前列腺炎。

验方25：生甘草400克。将甘草研粗末，每日2次，每次服20克，并进行提肛运动。清热利尿。适用于慢性前列腺炎。

验方26：龙胆草15克，鲜车前子30克，冰片1.5克。以上3味共捣烂如泥，敷于脐部，外用消毒纱布覆盖，再用胶布固定，每天换药1次，以愈为度。清利湿热，通尿止痛。适用于前列腺炎。

验方27：金蝼蛄3只，带皮南瓜子15克，赤芍5克。烘干研细成粉，每日1剂，白糖水送服。清热利尿，活血化瘀。适用于慢性前列腺炎。

验方28：生甘草60克，金银花60克。以上2味加水煎汤，去渣取汁。代茶饮，每日1剂。忌烟酒和辛辣食物。清热解毒。适用于慢性前列腺炎。

验方29：金樱子根50克，鱼腥草、蒲公英、败酱草各30克，牛膝、红花各10克。每日1剂，水煎取汁150毫升，**每晚灌肠**，保留20～60分钟，10日为1个疗程，3天后可进行下1个疗程的治疗。清热解毒，活血化瘀。适用于慢性前列腺炎。

验方30：蜂乳（蜂王浆和蜂蜜按1：100的比例配制而成的液体）20毫升，温开水50毫升。将蜂乳倒入杯内，再加进温开水，**搅匀**。每日饮用2次，每次20～30毫升。滋补心肾，益气养血。适用于慢性前列腺炎。

验方31：白胡椒7粒，麝香0.15克。将白胡椒研为**细末**。将脐部用温水洗净，然后将麝香粉倒入脐孔中，接着将白胡椒粉盖在上面，再用胶布固定，每隔7天换药1次，连用10次为1个疗程。清热止痛，通利小便。适用于慢性前列腺炎。

验方32：蚕砂30克，黄柏3克。研细末，空腹白开水送服。清热除瘀。适用于慢性前列腺炎。

验方33：白芷30克，萆薢30克，甘草5克。以上3味加水煎煮，去渣，坐盆内水渍至小腹，用手按小腹至外阴部，以有温热感为度，水凉复温，每次坐浴30分钟，每日1次，30日为1个疗程。祛风散湿。适用于夹有湿热的慢性前列腺炎。适用于慢性前列腺炎。

验方34：葵菜叶、淀粉、精盐、味精各适量。将葵菜叶洗净入锅，加适量水，煮沸后加入适量淀粉做羹，另加精盐、味精调味。日服2次，空腹食用。消炎解毒，清热利尿。适用于慢性前列腺炎。

验方35：鲜白兰花30克（干品10克），猪瘦肉200克，精盐少许。将猪瘦肉洗净切块，入锅，加适量水，煨汤，水稍滚时加入白兰花，继续煮片刻至肉熟，加少许精盐调味。饮汤食肉。滋阴，润燥，行气，化浊，止咳。适用于慢性前列腺炎。

◎ 前列腺增生症的民间验方

验方1：鲜土牛膝根250克。捣汁炖服。利水通淋。适用于前列腺增生症。

验方2：大田螺1个，鲜车前草1棵，冰片1克。将鲜车前草洗净捣烂，加入大田螺肉和冰片一同捣烂，敷于脐部，外用消毒纱布覆盖，再用胶布固定，小便通后去膏药。通利小便。适用于前列腺增生症。

验方3：银耳12克，鸡汤1500毫升，精盐、味精、胡椒、黄酒各适量。将银耳泡发洗净，再入锅加水用小火烧半小时；将鸡汤倒入无油腻的锅内，加精盐、黄酒、胡椒烧开，加入银耳中，加味精调味，再炖沸即成。每日早、晚服用2次，可经常食用。补虚益气，缩尿。适用于前列腺增生。

验方4：车前子15克，肉桂0.9克。水煎服。温化膀胱，利水启闭。适用于前列腺增生。

验方5：生栀子3枚，芒硝3克，大蒜头3瓣。将生栀子研末，加入大蒜头一同捣烂如泥，再加入芒硝同捣，和匀，敷于脐部，外用消毒纱布覆盖，再用胶布固定，小便通后去膏药。消炎解毒，化积利水。适用于前列腺增生。

验方6：大葱白5根，明矾9克。以上前1味研为细末，加入葱白捣烂如泥，敷于脐部，外用塑料布覆盖，再用胶布固定，1小时后小便即通，去膏药。通阳利水。适用于前列腺增生。

验方7：滑石、生杭白芍各30克，知母20克，黄柏24克，木通、海金沙各6克。水煎服，每日1剂。消热，利泄，通淋。适用于下焦实热而引起的前列腺增生症。适用于前列腺增生。

验方8：木通、滑石、生地黄、车前子、甘草各9克。水煎服，每日1剂。清热利湿。适用于湿热蕴结膀胱而引起的前列腺增生症。适用于前列腺增生。

验方9：狗肉500克，红辣椒、生姜、橘皮、花椒、精盐各适量。将狗肉洗净切块，放入锅内，加适量水和精盐、生姜、花椒、橘皮、红辣椒，用大火烧开后转用小火炖熟。每日1次，连服7日为1个疗程。温肾补阳。适用于肾阳虚型前列腺增生症。 适用于前列腺增生。

进行复诊，一些前列腺疾病的症状是会发生变化的，医生需要按照治疗中出现的反应对治疗方案及时进行调整。如果患者不能按时复诊，也应该主动联系医生，及时将情况反馈给医生。

◎痊愈后的康复调节

在痊愈后，缺乏康复知识的患者不要羞于开口，一定要询问医生关于预防前列腺疾病的知识，按照医生说的去做，避免一些前列腺疾病反复发作，走入康复误区，演变成久治不愈。

 常备西药，治前列腺病时刻准备着

保前列

【剂型规格】片剂：0.25克，每片含锯叶棕果提取物1.25毫克，一枝黄花提取物3.7毫克，七叶树种子提取物6.25毫克。

【功效主治】选择性作用于泌尿系统，有效穿透前列腺脂膜作用于致病部位，可改善、恢复受损血管的通透性，使血流通畅，减少充血，起消炎消肿之效；有温和利尿、增加肾脏排泄能力；抑制和杀灭泌尿生殖系统内的杆菌。Ⅰ期、Ⅱ期前列腺增生；急、慢性前列腺炎、膀胱炎以及其他泌尿、生殖系统感染。

【用量用法】口服：急性期2片/次，每日4次；维持期1片/次，每日3次，餐前温水送服。

【注意事项】忌食辛辣、易过敏食物。保持有规律生活，防止过劳。

高特灵

【剂型规格】片（胶囊）剂：1毫克，2毫克。

【功效主治】本品适用于良性前列腺肥大引起的排尿困难。

【用量用法】此药最初剂量为1毫克，每日1次，治疗2周后剂量可加至2毫克，并以相同间隔增到4毫克，8毫克，10毫克达到理想疗效。

【不良反应】最常见的是体位性低血压（伴有眩晕）或非特异性的反应，包括头晕、头痛、疲劳、水肿和无力。

【注意事项】对喹唑啉过敏者禁用。

保列治

【剂型规格】糖衣片：200毫克。

【功效主治】用于膀胱炎、前列腺炎、尿道炎等；也可用于肾结石及痛经等的镇痛治疗。

【用量用法】口服，200毫克/次，每日3～4次。

【不良反应】不良反应较少，可有恶心、口干、眩晕、头痛、视力模糊及皮疹等。

【注意事项】胃肠道出血及阻塞性尿道炎禁用。

盐酸哌唑嗪

【剂型规格】片剂：0.5毫克，1毫克，5毫克。

【功效主治】一般治疗良性前列腺肥大功能异常。

【用量用法】用作良性前列腺肥大引起的功能症状：初始剂量为0.5毫克，每日2次，然后增加剂量勿超过每日2次，每次2毫克。

【不良反应】首次应用时出现"首剂现象"，表现为严重的体位性低血压、眩晕、晕厥、心悸等，这可能是由于阻断内脏交感神经的活性使静脉扩张，回心血量显著减少所致，低钠饮食与合用 β 受体阻滞剂的患者较易发生，睡前服用，停用利尿剂，给首剂时避免剧烈体位改变可减轻"首剂现象"。其他不良反应有头昏、嗜睡、口干、乏力、心悸、恶心、尿频、尿急、皮疹等。

【注意事项】对本品过敏者禁用；主动脉瓣狭窄、肺栓塞、缩窄性心包炎所致的心衰禁用。

泌尿灵

【剂型规格】糖衣片：200毫克。

【功效主治】用于膀胱炎、前列腺炎、尿道炎等；也可用于肾结石及痛经等的镇痛治疗。

【用量用法】口服，200毫克/

次，每日3～4次。

【不良反应】不良反应较少，可有恶心、口干、眩晕、头痛、视力模糊及皮疹等。

【注意事项】胃肠道出血及阻塞性尿道炎禁用。

美帕曲星

【剂型规格】片剂。

【功效主治】对前列腺增生症有良好疗效。用于中老年前列腺增生症。

【用量用法】饭后或餐时服1片，每日3次，30日为1个疗程，共2个疗程。

【不良反应】少数患者可有消化道不适，胃部发胀、大便干结、腹泻等，但一般症状较轻，患者能耐受。

保列治片

【剂型规格】片剂：5毫克。

【功效主治】用于治疗良性前列腺增生，改善由其引起的症状。

【用量用法】建议剂量5毫克/次，每日1次。治疗4周后可见症状改善，维持治疗至少6个月方可

评价治疗效果。

【不良反应】不良反应有阳痿、性欲降低、射精减少。

【注意事项】本品治疗前或治疗期间应对患者定期进行直肠指诊，做前列腺癌检查或血PSA测定；尿潴留量大或排尿困难，或前列腺增生较大的患者初始用药时须慎防阻塞性尿道病。

前列平

【剂型规格】片剂：50毫克。

【功效主治】用于良性前列腺增生（特别是不能手术者）、排尿困难、昼夜尿频、前列腺炎、腺瘤纤维硬化等症。

【用量用法】口服：100～200毫克/天，分2～4次服用，疗程1～3个月，或遵医嘱。

盐酸酚苄明

【剂型规格】片剂：10毫克。

【功效主治】用于前列腺增生引起的非机械性梗阻所致的排尿困难，如昼夜尿频、尿急、尿线细、尿滴沥等症。

【用量用法】用于治疗前列腺增生症，口服10毫克，开始1～3天，2/天，以后每日1次，7～14天为1个疗程。

【不良反应】偶有口干、鼻塞、头晕、乏力，停药或改为1/天后症状可消失。个别患者可能有心悸、心脏早搏或体位性低血压。

【注意事项】在医生监督下治疗，同时要注意直立性低血压，个别出现心悸或早搏的患者应停药。

前列泰

【剂型规格】淡黄色薄膜衣片。

【功效主治】本用于良性前列腺增生，慢性非细菌性前列腺炎、前列腺疼痛。

【用量用法】口服：2片/次，每日一次，饭前饭后均可。

【不良反应】一般无副作用。

哈乐胶囊

【剂型规格】胶囊剂：0.2毫克。

【功效主治】主要用于因前列腺肥大而引起的排尿障碍等症状。

【用量用法】建议成人每日1次饭后服用0.2毫克，根据年龄、症状酌情增减剂量。

【不良反应】偶见循环系统症状如头晕、血压下降、心悸加快；恶心、呕吐、胃部不适、腹痛、食欲不振等消化道症状；鼻塞、水肿、吞咽困难、全身疲倦等症状。罕见过敏者出现皮疹，此时应停止服药。

桑塔前列泰

【剂型规格】胶囊剂或片剂：2.5毫克。

【功效主治】用于良性前列腺增生。

【用量用法】治疗前列腺增生：每次2.5毫克，每日3次。可酌情调整剂量。

【不良反应】可有胃肠功能紊乱症、口干、心动过速、胸痛、疲倦、皮疹、瘙痒、颜面潮红等。

【注意事项】与多种同类药、心血管药物合用可产生严重低血压。有心肝肾病者慎用。

依立雄胺

【剂型规格】片剂：20毫克，40毫克。

【功效主治】有抗肿瘤作用。用于良性前列腺增生。

【用量用法】每日口服1次60～80毫克。可按病情适当增减。

【不良反应】偶可出现性功能障碍。

度泰利特

【剂型规格】片剂：2.5毫克。

【功效主治】用于良性前列腺增生。

【用量用法】口服：2.5毫克/次，每日1～2次，连用24周以上。

【不良反应】偶有轻微消化系统症状如胃部烧灼感、消化不良及性功能障碍。

【注意事项】同类药可致男

胎外生殖器畸形，育龄妇女应避免与正在服用本品的男子过性生活。

萘哌地

【剂型规格】片剂：25毫克，50毫克。

【功效主治】本品作用于动静脉血管平滑肌及前列腺、尿道、膀胱三角区平滑肌，能抑制其由去甲肾上腺素引起的收缩作用。可降低最大尿道内压。前列腺肥大伴排尿障碍。

【用量用法】口服：25～75毫克/次，1次/天；酌情调节剂量。同服利尿、降压药者应减量。

【不良反应】头晕、头重、体位性低血压、耳鸣、便秘、胃部不适、水肿、恶寒。

【注意事项】肝功能障碍、重症心脑病及高龄患者忌用或慎用。高空作业、驾车者慎用。

 抗菌不可缺少的救星

复方新诺明

【剂型规格】片（胶囊）

剂：0.48克，每片含SMZ 0.4克，TMP 0.08克；针剂：每支2

毫升，含SMZ 0.4克，TMP 0.08克。本品为磺胺甲噁唑（SMZ）与甲氧苄啶（TMP）的复方制剂。

【功效主治】本品所含SMZ、TMP均可有效地渗入前列腺液，可治疗前列腺炎。

【用量用法】急性单纯性尿路感染：口服，每次2片，每日2次，可连服10天。此外，本品可有效地预防尿路感染的反复发作，用法为每晚睡前排空膀胱后，顿服本品1/2～1片，或3～4倍于本剂量，每周1～2次，连服3～6个月。

【不良反应】大剂量长期使用可发生肾脏损害。过敏反应、皮疹、药物热时有发生。偶可见溶血性贫血或再生障碍性贫血。

【注意事项】不能与酸性药物同服，可增强口服降血糖药及抗凝血药的作用。对高度过敏体质或对磺胺过敏者禁用，发现过敏皮疹应停药。

氨苄青霉素

【剂型规格】注射剂：0.5克，1.0克；片（胶囊）剂：0.25克。

【功效主治】泌尿系统感染、胆道感染。

【用量用法】口服：50～100毫克/（千克·天），分成4次空腹服用。肌内注射：一次0.5～1克，4次/天。静滴：一次1～2克，必要时可用至3克，溶于100毫升输液中滴注0.5～1小时，2～4次/天。

【不良反应】以皮疹最为常见，有时也可发生药热；口服有轻度恶心、呕吐、腹泻等症状；大剂量应用时，可出现间质性肾炎；约1/4口服给药患者可发生短暂的血清转氨酶升高。

【注意事项】因与青霉素类有交叉过敏反应，用前须做青霉素克过敏试验；静滴时应尽量少与碱性药物并用。

头孢氨苄

【剂型规格】片（胶囊）剂：125毫克，250毫克；颗粒剂：每1克颗粒含头孢氨苄50毫克。

【功效主治】口服治疗由敏感菌引起的尿路和皮肤软组织感染，严重感染宜选注射用头孢菌素。

【用量用法】经口服给药治疗敏感菌感染，成人剂量1～2克/天，分2～4次服，每6小时、8小时或12小时1次。对青霉素过敏和过敏体质者慎用（对青霉素过敏患者约有10%对头孢菌素也会发生过敏反应）。严重或深部感染宜用注射用头孢菌素，6克/天。肾功能障碍者，首剂给1克，以后根据减退程度延长给药间隔，可依肌酐清除率调整：肌酐清除率50～25毫升/分钟者，每12小时 1次；25～10毫升/分钟者，24小时 1次；10毫升/分钟以下者，36小时 1次。

【不良反应】常见胃肠道功能紊乱，过敏反应如皮疹、荨麻疹、嗜酸细胞增多、发热、类血清疾病反应，偶见假膜性肠炎。

【注意事项】肾功能严重损害者应酌情减量；对青霉素过敏或过敏体质者慎用。

头孢拉定

【剂型规格】片（胶囊）剂：125毫克，250毫克。

【功效主治】用于治疗生殖泌尿道感染、皮肤组织感染等。可以预防手术后感染。

【用量用法】口服1～2克/天，分2～4次服，每日最大用量为4克。严重感染必须注射给药，2～4克/天，分4次经深部肌内注射或缓慢静脉注射（3～5分钟以上）或是静脉点滴，每日最高用量为8克。

【不良反应】常见胃肠道功能紊乱、皮疹、荨麻疹、发热，偶见假膜性结肠炎。

【注意事项】肌内注射后局部疼痛，静脉注射可致血栓静脉炎；对青霉素过敏和过敏体质者慎用。

头孢噻肟钠

【剂型规格】注射剂：1.0克。

【功效主治】适用于泌尿道及生殖器官感染（包括淋病），腹腔感染及抵抗力减弱患者感染的治疗或预防。

【用量用法】肌内注射或静脉注射，成人每次1～2克，每日2次；严重感染可达每天12克，分3～4次给药。

【不良反应】可出现皮肤反应，过敏，一时性ALT、AST升高及白细胞减少，偶见腹泻，罕见粒细胞减少和溶血性贫血，长期大剂量应用，可发生二重感染如假膜性肠炎。

【注意事项】对头孢菌素类抗生素过敏者要禁用本品；青霉素过敏者，用本品时应注意观察；肾功能不全者，若肌酐清除率小于5毫升/分钟，剂量应减半；使用本品期间，若出现持续性的严重腹泻，应考虑可能为假膜性结肠炎，须立即停药。

头孢唑啉钠

【剂型规格】注射剂：0.5～1克。

【功效主治】用于治疗由敏感菌所致的胆道感染、泌尿生殖器、皮肤软组织感染等。

【用量用法】供深部肌内注射，缓慢静脉注射或静脉滴注。成人用量为每6～12小时给予0.5～1.0克，最大剂量为6克/天，严重致命性感染可用到12克/天。

【不良反应】偶见皮疹、荨麻疹、嗜酸性粒细胞增多、发热、类血清疾病反应，静脉注射后可出现静脉炎，肌内注射出现疼痛。

【注意事项】静脉注射后可引起静脉炎，肌内注射后局部疼痛，但发生率较低；青霉素过敏和过敏体质者慎用；少数患者可致转氨酶升高、尿素氮升高和蛋白尿、白细胞或血小板减少、抗人球蛋白试验阳性；供肌内注射的制剂不可注入静脉。

诺氟沙星

【剂型规格】片（胶囊）剂：100毫克，400毫克。输液：200毫克/100毫升。

【功效主治】对本品敏感的细菌所致感染均有效，对泌尿道、肠道等感染有满意的疗效。

【用量用法】成人常用量为400～800毫克/天，分2次或3次服用。伤寒或其他沙门菌感染用800～1600毫克/天，分4次服，疗程为3～8天；对慢性泌尿道感染一般需用药2周，再减量为200毫克/天，睡前服，持续数日。注射剂用于严重病例及不能口服者，用量每次200～400毫克，每12小时1次，将一次量加入输液中滴注3～4小时。

【不良反应】轻度上腹部不适，可以自行消失，不需停药；

极少数会使转氨酶升高，停药后可恢复正常；偶见轻度周围神经刺激症状，可加服维生素B_1和维生素B_{12}。

【注意事项】严重肾功能不全者慎用；对氟喹诺酮类有过敏史者禁用。

氧氟沙星

【剂型规格】注射剂：400毫克／10毫升（用前稀释）。输液：400毫克／100毫升。

【功效主治】前列腺炎、淋菌性及非淋菌性尿道炎、膀胱炎、肾盂肾炎、附睾炎等泌尿系统感染；淋病疗效显著。

【用量用法】输注给药：每次400毫克以适量输液稀释，每12小时/1次，滴注3~4小时。

【不良反应】偶见恶心、呕吐、腹部不适或腹痛、腹泻、头痛、头晕、失眠、皮疹、瘙痒等反应。一般患者均可耐受停药后即可消失。

【注意事项】严重血管硬化患者、重度肾功能损害者慎用；利福平（RNA合成抑制药）、氯霉素（蛋白质合成抑制药）可部分抵消氧氟沙星的作用；对喹诺酮类药物有过敏者忌用。

 谨遵医嘱，使用西药的注意事项

前列腺病患在使用西药治疗时，有一些问题一定要格外注意。

前列腺疾病的致病原因有很多，其中因为感染而导致发病的病例不在少数。使用哪种药物去对抗感染源是前列腺病患者要面临的首要问题。

通常情况下，病患应该在检查前列腺液病原和进行药物敏感试验后，依据抗菌药物在体内的代谢特点进行选择与使用，在特殊情况才可以直接使用抗菌药物治疗，这是比较科学的用药方式。但是，前列腺液细菌培养和药物敏感性试验非常容易被尿道内的微生物所影响，不易得到准确的细菌定位。所以，一些病患者总是想当然地吃广谱抗生素，吃药只是为了缓解疼痛，既不做检查，也不想办法根治，失去药效就换一种新药，结果形成对药物的依赖性。

如果不考虑患者的体质情况，长此以往，对身体的伤害无疑是巨大的。所以，为了身体的健康，病患一定要检查、复诊，必要时采取其他抗感染治疗的方法。

抗感染治疗的方法还有静脉给药和肌肉注射。

静脉注射和肌肉注射的好处是可以通过血液进行全身给药，也可以经输精管、尿道、直肠或前列腺内直接注射的局部给药。患者可以根据病因和病情选择适合自己的给药途径。

静脉注射时，如果血象高，应在静脉滴注抗生素，可以使用青霉素、头孢唑林、头孢哌羟苯唑、头孢曲松、左旋氧氟沙星，直到体温恢复正常，这时可以改成肌内注射，1周左右改为口服。

专家小贴士

如果患者是急性前列腺炎，可以选择用抗生素，控制临床症状。但是对于慢性前列腺炎而言，抗生素并非是最好的选择，而且疗效也欠佳。有些医院提倡患者大剂量和超时限地使用药物，结果不仅对治愈没有好处，反而会引发肝、肾功能的异常。

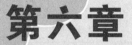
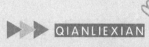
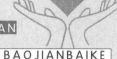

第六章

QIANLIEXIAN

JUJIATIAOYANG BAOJIANBAIKE

心灵开导，必不可少

　　对于前列腺疾病的患者来说，积极治疗固然重要，而心理调节也必不可少。良好的心理不仅可以增加患者抵抗疾病的信心，更会帮助病情得到缓解，甚至达到完全治愈。因此，患者自身一定要拥有阳光、积极的心态，这对前列腺疾病的治疗无疑是极为有利的。

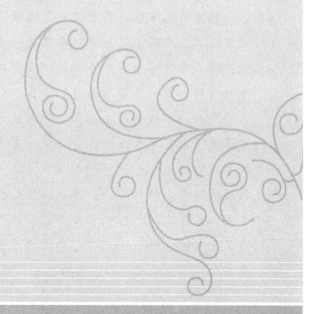

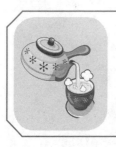

第一节

打开前列腺病患者的心灵之窗

 不良心理加重前列腺病

当人们的心理没有压力等包袱时，工作、学习的状态往往很积极而且投入。一旦压力、紧张等铺天盖地而来，没有一定的心理素质，不仅可能过不了关，而且健康状况也每况愈下。所以说，心理与健康有着极为亲密的关系。

35岁的张先生，事业正处于高峰。他在一家中外合资公司担任项目经理，平时工作起来，就像是一个停不下来的陀螺，不仅压力大，而且经常超负荷工作。近一段时间，由于他接手了一个非常棘手的项目，遇到了前所未有的困难，心力交瘁的张先生时常感到莫名的气短、下腹部及会阴部坠胀不适等，由于工作繁忙，他必须及时跟进项目，实在脱不开身，便一直没有时间到医院进行检查。坚持上班的张先生，很难进入状态，这些不大不小的毛病常常让他感到烦躁难忍、精神不济、难以集中精神，在妻子面前的表现也一落千丈，惹得上级、同事和妻子都对他心生不满。无奈，张先生只好请了几天假，到医院进行了全面的检查，在做了前列腺液的常规检查之后，张先生被告知，自己患的是慢性前列腺炎。

不良心理可能只是一个小火苗，却能将前列腺健康推入危险的境地。一些慢性前列腺疾病的患者在遇到焦虑、恐惧、愤怒或悲伤情绪的时候，症状会明显加重。可见，不良心理成为了前列腺疾病的帮凶，所以要避免前列腺引发的负面心理影响，就要保持乐观的情绪，不郁不怒。

我们都知道，人有"七情六欲"，这里所说的"七情"，是指喜、怒、忧、思、悲、恐、惊，它们原本是人体正常的精神情志活动，是人体对外界事物的反应。这些固然不能完全避免，但是至少不要让它们推波助澜，兴风作浪。如果情志过度，就会对给人体带来伤害。《黄帝内经》中记载"怒伤肝，喜伤心，悲忧伤肺，思伤脾，悲恐伤肾"之说。可见，情志与脏腑关系密切，久而久之便会导致气血失调，五脏失和，疾病也就会乘虚而入了。所以，七情失调是前列腺疾病的一个重要致病原因。紧张等心理造成了前列腺疾病，一些患慢性前列腺炎及前列腺增生的患者，经常因为病程长，短期治疗的效果不明显，或易复发而彻底失去治愈的信心，从而产生巨大的思想负担等不良情绪，加重了不良心理，变成恶性循环。

要改变这种恶性循环，就要跳出这个奇怪的圈子，站在旁观者的角度。在治疗和康复的过程中，一定要保持良好的心态，让情绪稳定下来尤其重要。在压力面前，也要保持良好的心态，适时调节自己。心态好了，病也就少了。

抑郁，前列腺病患者的"死胡同"

对于现代男性而言，有很多的无奈和困扰。"血压高，血脂高，薪水却不高；成绩不突出，表现不突出，腰椎间盘却突出；大会不发言，小会不发言，前列腺却发炎。"切实地道出了他们的心声。

前列腺疾病是男性健康的杀手，还直接挑战了他们作为男性的尊严。无数患者日夜担忧，生怕会因此而引起性功能障碍等不良发病情况，一系列的担心在他们的内心中筑起了高高的城墙，让他们陷入抑郁当中。据专业医疗机构临床调查，在上海，20岁以上的男性中前列腺疾病的致病原因，除了与公认的充血、感染等因素以及饮酒、久坐、骑车等生活方式有关外，男性自身的心理障碍在导致该病发生或加重的比例中竟然占有50%之多，而抑郁内向的人在患者中更是占了大多数。

其实，一些前列腺疾病如前列腺炎并不像想象中的那么可怕，急性前列腺炎是可以较快治愈的。但是，由于患者没有及时就医，或精神负担过重，不仅耽误了病情，造成急性转为慢性，而且会反复发作，更加棘手。一些青年患者由于缺乏对前列腺疾病的正确认识，每天为此烦恼不已，不仅影响了工作和生活，甚至还可能造成神经衰弱。而一些患者错误地将浊物当做精液，加之各种不适，由于不明所以，而导致心情抑郁。他们越来越封闭自己，把自己关在悲观失望之中。

面对前列腺病时，患者和家属不要仅靠几张化验单做诊断、几种抗生素去治疗，要重视起患者的心理状态对疾病所造成的影响，才有可能在预防和治疗前列腺疾病中有新的突破。

要攻破前列腺病患的自我心理防线，需要多方共同努力。对于患者自己而言，客观、全面地认识前列腺疾病是极其必要的，了解有关前列腺疾病的相关医学知识，不轻易受医疗广告的误导。而患者的家属和医师也要照顾到患者的情绪，帮助他走出思想误区。要知道，好的心态也是积极治疗的一个良方。只有前列腺疾病的患者敢于走出抑郁的阴影，摆脱思想的枷锁，才能拥抱生活，感受到阳光。

千防万防，清除不良情绪不可忘

尽管在生活中，大家已经越来越注意预防前列腺疾病，但千防万防，这可怕的病症仍是如阴影般挥之不去，甚至还使一些中、青年会加入患病的队伍中，令人头疼不已。这其中的玄机与他们的情绪、性格、性心理等有很大关系。

　　心理医生发现，有为数不少的中、青年病患在发病前都有相似的情况：高度紧张、焦虑、心烦意乱等不良心理，情绪受到了刺激，而另一部分则是因为繁忙的工作产生了巨大的心理压力，这些看起来并不是很大的问题，但是实际上却对前列腺产生了想象不到的影响：诱发前列腺炎，或加重前列腺炎的症状。所以，心理医生认为，紧张因素是中、青年患前列腺炎的一大重要心理因素。

　　在临床中发现，很多中、青年前列腺炎患者在经过治疗之后，检测前列腺液中的白细胞数量，发现已经降至正常水平，细胞培养也由阳性转为阴性。可是，由于精神紧张迟迟得不到缓解，某些症状又卷土重来。

　　有临床医生为慢性前列腺炎患者用消除紧张情绪的心理疗法进行治疗，同时配合药物治疗和按摩前列腺，经过1个月左右的治疗，有90%的患者的前列腺炎症状都有所减轻或消失。

　　如果不能及时调整好自己的心理，在治疗上也会深受其害。一些未婚男青年常常由于外生殖器、下腹和会阴部不适，频频出现尿急、尿痛、流白等，非常不安、产生焦虑，害怕会因此而影响夫妻生活或是造成不育，沉重的思想负担和挥之不去的忧郁心理让他们苦不堪言。虽然也到处寻医问药，但是病情却时有反复。但在结婚和生育后，患者摆脱了沉重的精神负担，心情变得欢愉、放松，前列腺疾病的症状也在不知不觉中逐渐消失，也是由于这种心理改变而出现的结果。

　　调查发现，慢性前列腺炎患者以内向性格居多。可见，性格内向也会成为治疗前列腺疾病的阻碍。

　　由于内向性格的慢性前列腺炎患者特有的个心理特征使单纯的药物治疗效果受到不良影响，因此这部分患者要积极配合心理治疗，医生要及时做好心理疏导、解释、安慰、鼓励等工作，才能更有利于治疗。

　　在我国某家大型男科医院里，曾对200位慢性前列腺炎患者的性格类型进行调查分析，结果表明，有大部分的患者都偏向于内向性格，他们做事严谨认真，而且多愁善感，对疾病格外关心，恐惧更是与日俱增，使病情无端加重。而那些心态良好、性格外向的患者情况则大不同，他们能够调整好自己的心态，积极、乐观地面对，在医生的治疗下，有的患者甚至可以不治而愈。

另外，性心理因素与前列腺疾病的发生也有着不能割裂的关系。孔子在《礼记》中讲"饮食男女，人之大欲存焉。"告子也说："食、色，性也！"性欲是人的自然生理和心理的双重需要。"阴阳合，故能有子。"婚嫁交合、繁衍后代都是合乎自然常理的事情。青壮年时期正是雄性激素分泌水平较高和前列腺分泌机能强盛的时候，如果是由正常的性心理和规律的性行为来控制的话，前列腺能够保持相对平衡的状态。所以，拥有健康的性心理和性生理是非常有必要的。

前列腺疾病引发的负面心理影响有很多。患病后，患者千万不要极度害怕和过分担忧，要有信心战胜疾病，要按医生的要求去做，积极配合治疗，并保持情绪稳定，不要让心情被密布的乌云所笼罩。

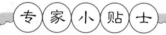

专 家 小 贴 士

据调查显示，心病导致前列腺病患者"不行"。有为数不少的慢性前列腺炎患者有性功能障碍，并非是由于器质性病引起，而是因为前列腺炎会出现盆腔、睾丸、小腹的疼痛，在性过程中会出现射精疼痛，因此而心生惧怕，导致"不行"。

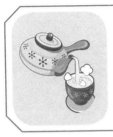

第二节

调治前列腺病从"心"开始

 病由心生，前列腺病患者必知心理疗法

健康，不仅包括躯体的健康，还包括心理的健康。只有当这两方面和谐统一时，人才是真正的健康。然而，现代人的心理健康问题并不是很乐观，多种因素导致人们的心理脆弱，经受不住打击，处于亚健康状态。因此，现代人对健康尤其是心理健康愈加重视。"能够乐观地处事，积极的态度""拥有较强的应变能力"等都是衡量一个人心理是否健康的重要标志。

当心理处于不健康的状态时，就有可能成为致病因素，变成"因郁致病"，使人体的免疫系统与激素分泌系统功能发生异常，神经调节功能失去平衡，那些平时最虚弱的器官组织最先崩溃。带来的后果是造成疾病并加重症状。

对于前列腺病患来说，如果能够从心理方面进行调节治疗，对疾病也会起到积极的作用。在治疗前列腺疾病时，心理疗法也是备受推崇的一种疗法。

所谓的心理治疗，是借助语言、表情、行为等，对患者的感受、认识、情感、态度和行为产生积极的影响，心理疗法可以帮助患者减轻或消除各种负面情绪、不良行为以及躯体的不适，从而恢复健康。

心理治疗主要可以分为四种形式：

◎增强病患的认知

由于患者对事物的认识是错误的，导致产生心理障碍，这时可以采用认知疗法。它是以纠正和改变患者的不良认知为主要方向的疗法，能够改变患者的情感和行为，扫除心理障碍。

◎疏导心理

患者心中的"谜"越多，对治疗和康复就越不利，这时要及时疏导，以免疑问像巨石一样堵在患者的心里，成为心病。采用语言沟通的形式或其他的形式解决患者的种种疑问，帮助患者疏通不良的情绪，这就是疏导疗法的意义所在。

◎积极暗示

暗示心理对人产生的影响是潜移默化的，愿望、情感、判断和态度都可以成为人们暗示自己的工具。人心理活动的一个基本的特征就是暗示性，只不过，暗示所产生作用的大小会因人而异。暗示可以来自外界，也可以是自我暗示，积极地暗示有促进事物发展、缓解病情的作用，而消极则会产生相反的效果。

◎放松训练

心理和生理的放松，对人的身心健康极为有利，还可以强身治病，当人们通过一定的训练之后，可以有意识地控制自身的心理和生理活动，改变机体紊乱的情况，对抗焦虑的情绪。

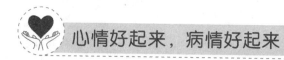

心情好起来，病情好起来

如何能让每天的心情都像阳光一样明媚灿烂？如何能赶走心头挥之不去的乌云？其实，人类的心理因素和生理因素既会互相影响促进，也可以互相破坏。想拥有健康的身体，快乐地生活，是可以通过一些方法实现心情愉快的。

要有好心情最主要的就是要放松自我，缓解压力。现代生活节奏在不断地加快，当我们辛苦工作一天后，已经疲劳至极。回到家里，又忙于一些琐事，根本无暇放松自己，不妨坐在一个比较舒适的地方，可以什么都不想，也可以看看令你心情愉快的书刊、杂志，或听听喜欢的音乐，让自己沉淀下来。

压力大、紧张、焦虑的前列腺病患者在调节心情时可以参考以下几点。

◎ 调息静坐

有研究指出，静坐时，人的呼吸次数减少，心跳速度减慢，肌肉紧张的程度也会有所降低，增加面对压力时的正向感受。

◎ 精神乐观

俗话说："笑一笑，十年少。"乐观能调整精神，将不利于人体的精神情志因素抛却，和畅血气，从而对健康更加有益。

历代养生专家总结，要陶冶性情，可以在经济条件允许的情况下，从事旅游、郊外游览等活动。亲近自己喜欢的事物，多笑一笑。笑也能帮助摆脱恶劣心境。

◎ "想" 出好心情

巴甫洛夫说："无论躯体和精神上的愉快，都可以使身体发展，身体健康。"当自己平静、充满信心、乐观时，在这种良好情绪的影响下，可以暂时将苦恼、悲戚、郁闷等消极情绪消失不见。对前列腺炎的患者而言，首先要让全身放松下来，然后想象自己的患病部位恢复健康，血管恢复正常，血液畅通无阻地流淌，病变组织也恢复了原样，不再肿胀充血。像这样，每天都进行想象，即会大大减轻病情，甚至有可能痊愈。而健康或亚健康的人，可以想象自己开心的事情，让自己更加愉悦，焕发容光。

◎ 意志坚强

好心情需要坚强的意志作为支撑。意志，是指为了达到某种目的所产生的决断能力的一种心理状态。意志坚强的人可以避免外界的不良刺激，保持气血的流畅流通，抗病能力增强，可以预防疾病的发生，使心情更加美好。而意志脆弱的人，则神怯气虚，气血不畅，抗病力弱，容易遭受病邪的侵袭，心情也易受到波动。

现代生理学的研究已经证明，拥有坚强的意志，能够影响人体内分泌的变化，改善生理功能，增强抵抗力。有的人遇到压力时会不知所措，不知道该如何应付、处理，使压力持续增长，情绪受到波动，心情受到影响，从而影响健康。而有的人在面对压力时，却能泰然处之，使情绪不受波动，对健康的损害自然就减小。可见，意志坚强就能减少外界压力的不良影响，保持心情，维护健康。

当心情不好的时候，一定要进行自我斗争并战胜自己的弱点。即使出现了问题，也不要避讳不谈或者试图拖延。前列腺疾病绝不只是一个小问题，但也不要把它看得过于可怕，只要端正态度，采取正确有效的治疗和预防方法，完全有机会战胜疾病，拥有健康的心理，恢复健康的身体。

不让坏情绪变成传染源

当一个人心情好的时候，会感到周围的一切都变得非常美好，整个人也随之灿烂起来；但是当一个人"满头官司"的时候，会觉得一切都变得非常糟糕，周围的人也同自己一样，愁眉苦脸。

那么，前列腺病患者如何能避免被负面的情绪所影响呢？

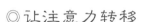

◎让注意力转移

不妨回想一下，当自己遇到倒霉事的时候，往往会上火、难受、气愤不已，于是，把注意力都放在找别人倾诉上，觉得把事情都说出来之后，心里舒坦了许多。这种转移注意力的方式不是不可行，但是却可能给别人带来困扰，影响到别人的心情，转移注意力的方法有很多，看看喜欢的电视剧、洗个舒舒服服的热水澡，或是做一些自己平时喜欢的事情，放松心情后，就不难发现原来事情并不像自己想的那么糟。

对于前列腺病患者来说，得病并不是世界末日，不要因为那些难言之隐而变得让人难以接近，因为疾病而产生的种种坏情绪只会让自己的病情越来越糟糕，莫不如将注意力放在让自己轻松快乐的事情上。

◎适时冷静

冲动是可怕的魔鬼，处在气头上的人，随时都有可能"爆炸"，对别人乱发脾气。这种爆炸不仅可能会影响到家人、亲戚、朋友，对自身健康的影响更是毁灭性的。

为了不让坏情绪爆发，不管遇到什么事，都要先让自己冷静下来。面临前列腺疾病时，更要冷静，积极配合治疗。如果自己实在控制不住情绪，可以尝试着用数数的办法让紧绷的弦逐渐松弛下来。

◎合理宣泄怒气

人有情绪，会产生怒气是很正常的现象，如果老是压着自己的怒气，不能及时宣泄出去，对身心有害而无利。当自己像一个不停膨胀、装满了怒气的气球时，就需要找到一个合适的地方，让怒气都释放出来。

◎增加新鲜感

许多人得了前列腺疾病之后就如同遇到了世界末日一样，感觉康复的希望渺茫。看着每天被疾病困扰的自己，无奈至极，灰心丧气，久而久之，连周围的人都对自己失去了信心。

所以，改变环境，改变自己，多一些新鲜，多一些快乐。让心情好起来，会为自己带来更多的信心，把坏情绪赶走。

前列腺病患者可以尽量增加自己的娱乐项目，让自己的生活也充实起来，不让坏情绪有机可乘，成为影响自己和他人的"害虫"。

前列腺病患者再苦也要笑一笑

常言道："笑一笑，十年少；愁一愁，白了头。"笑会让人更加年轻，精神乐观会让人更加健康长寿。

笑可以有效摆脱恶劣的心境。当一个人心情低落、满是失意的时候，笑可能会帮助缓解气氛，调节心情。对于笑，各国都有了一定的研究。美国的福莱博士指出："笑能带动全身大部分肌肉运动。笑过之后，人的肌肉就会比笑之前放松许多，心率和血压也随之降低，这些都可以帮助慢性病的康复。而且，笑能够刺激人体的内分泌系统，从而促进血液循环，增强机体的抗病能力，并使神经细胞活跃，把机体内部调整到最佳状态。"因此，我们可以推测，笑可以帮助慢性前列腺疾病的恢复与治疗。

对于前列腺疾病患者来说，很难再找到往日的笑声，不妨多一些幽默轻松的笑，既可以增加肺呼吸量，抒发乐观的感情，又可以使肌肉放松，消除神经紧张，驱散愁闷，并可增进与家人、亲戚、朋友的感情和友谊，淡化人对疾病的痛苦和紧张，而对未来产生更加坚定的信心。

前列腺病患者的"忘记策略"

对于前列腺病患者而言，要保持良好的心理，卸下思想包袱，可以选择用忘记的办法，让自己轻松起来。

◎ 忘记年龄

随着年龄不断增长，我们渐渐会发现身体上的一些生理变化，如昔日的健美身形变成了脂肪成堆、常常感到疲乏、精力不济、忘东忘西。当出现由于生理年龄增长和体力减退所带来的必然变化后，有些人不得不无奈地承认自己老了，并随之出现心理障碍，意志渐渐消沉。其实，这些变化是不能改变的客观规律，是任何人都不可以抗拒，而且必须遵循的规律。但是要想挽留青春的步伐，留住健康，可以通过进行积极锻炼，让心态更加年轻，自然地推迟生理变化出现的时间。前列腺病患者不要想当然地认为年龄是自己生病的必然原因，而是力争继续保持活力，使自己的心理年龄年轻起来。

◎ 忘记疾病

虽然年龄增长会带来生理的各种变化，也会增加机体各个器官出现异常的概率，甚至会引发疾病。但是，对前列腺病患者来说，更要积极地诊治疾病，树立起战胜疾病的坚定意志和强烈决心。现代医学研究证明，有超过80%的疾病都是直接或间接与社会、精神、心理因素相关。不妨尝试"忘记疾病"的困扰，用心投入到工作和生活中，心理上有战胜疾病的必胜决心，身体上积极进行治疗，这样会大大提高疾病的治疗效果和病后康复效果。

◎ 忘记忧愁

忧愁可以说是无处不在。在人们的生活、工作、家庭关系中，经常难免会有一些利害冲突和矛盾，遇到困难或挫折都是在所难免，不为这些所困，产生忧虑才是上策。只有学会在精神上、心理上妥善处理负面事件，才会成功摆脱这些不利因素的影响。

在情绪低落或工作、学习压力增加的时候，前列腺的不良感觉也会加重。所以，想办法忘记忧愁、烦恼，即使逃不开，也能暂时换一个心情，然后再去面对。对于那些没有必要的忧愁，最好不要放在心上，不要让它们成为影响心理和健康的隐患。

钓鱼、听音乐，卸下包袱过好每一天

让紧张的心沉淀下来，享受宁静和愉悦，钓鱼和听音乐非常适合前列腺病患者。

闲来无事约几个朋友钓钓鱼，是许多长寿的老年人共同的习惯。因为钓鱼使人耳聪目明，身体更加健康，对健身养生很有帮助。许多人并不知道，钓鱼也是一种非常好的心理疗法。

钓鱼的独特之处在于能够感受到收获的快乐。当看到鱼儿成功上钩后，心里自然会感到欣喜欢愉，鲜活的鱼儿会带给人极大的快慰。再次装饵抛钩，又带给人新的憧憬。这个过程，能够让人沉浸在一种享受的乐趣当中，暂时忘却了工作和生活中种种的不快和忧虑，忘记疾病带给自己的精神负担，非常有利于医治疾病，使病情好转。处于这种精神状态下的患者，不管有没有钓到鱼，都是一种巨大的收获。

而且，钓鱼所选的环境一般都是在风光秀丽的地方，身处于大自然的怀抱，呼吸着清新的空气，让人倍感神清气爽、脑清目明，对治疗前列腺炎有着莫大的益处。

虽然钓鱼对前列腺病患调节心理是有积极作用的，但是对于不能久坐的前列腺病患来说，钓鱼的互动要适当进行。而且，钓鱼还受到天气、交通等方面的制约。如果是行动不便的老年患者，不方便到户外去钓鱼，选择听音乐也能起到放松身心的效果。比起钓鱼，听音乐更加灵活自由，不受限制。

优美的音乐不仅对健康人有良好的作用，对前列腺炎患者的健康也大有好处。前列腺炎患者的类型不同，所听的音乐也风格各异。选择适合自己的音乐，才会对疾病和心理产生积极的作用。比如，肝火旺盛的患者可以听一些风格高亢悲壮、铿锵有力的音乐；气血亏虚的患者可选择听风格悠扬沉静、淳厚庄重的音乐。

如果是心情浮躁、烦乱的患者，可以选择优雅舒缓的乐曲，有镇静、安神、助眠的作用，比较适合的曲子有《春江花月夜》《梁祝》等；精神抑郁的患者要选择能够使心情愉悦、精神振奋的乐曲，如《百鸟朝凤》《喜相逢》等；容易生气、脾气暴躁的患者，可以多听听《二泉映月》这样低沉缓慢的乐曲。

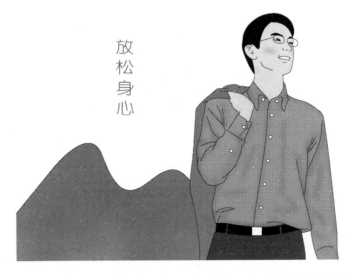

放松身心

在听音乐时，要注意，听音乐时要在一个光线明亮柔和的地方，可以将室内简单布置一下，让环境更有朝气，然后让自己静坐几分钟，闭目养神，让自己放松下来，然后再听音乐。听音乐时，声音不要过大，要注意时间，以免影响到别人的休息，要随时调整心理状态，积极的态度能够取得事半功倍的效果。患者可以根据自己的喜好，进行单纯的欣赏，也可以参与到其中。总之，如何能够最大化地放松自己的身与心，是最重要的。

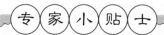

　　心理健康的标准是能够拥有自我安全感，不脱离现实环境，正确客观地评价自己，保持完整的人格，维持良好的人际关系，懂得适度发泄和控制自己的情绪。这些都可以作为判断心理健康的标准。

第七章

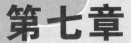

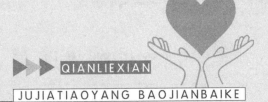

QIANLIEXIAN

JUJIATIAOYANG BAOJIANBAIKE

精心护理，起居有节

前列腺病患者和家属在日常生活中，都应该注意哪些问题呢？细节决定健康！日常的起居、护理，不仅关系到前列腺疾病的预防和治疗，还关系到预后及患者的未来。所以，精心的护理、有规律的起居和积极预防，是带领前列腺病患者奔向健康生活的"三驾马车"。

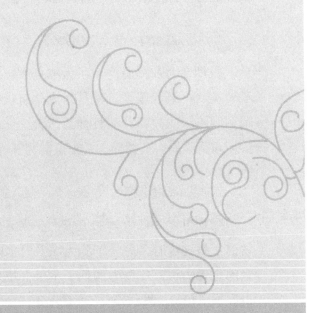

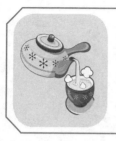

第一节
别拿烟酒当朋友

 吸烟对前列腺的危害很大

地球人几乎都知道吸烟有害健康，吸烟对人体的危害是巨大的，但是一旦犯了烟瘾，那些铁杆烟民们便再也控制不住自己，忍着不吸烟成为一件非常痛苦的事情，令他们着实难受。别看这不经意的几口烟，却能给人们带来致命的伤害，尤其是前列腺病患。一定要认识到吸烟对自己有百害而无一利，拒绝吸烟。

◎ 吸烟会加重前列腺充血

吸烟会对前列腺产生巨大的危害。香烟中所含的烟碱、焦油、亚硝胺类、一氧化碳等，都是对人体有毒的物质，它们成为了直接毒害前列腺组织的先锋，而且神通广大，能够干扰支配血管的神经功能，破坏前列腺的血液循环，并加重前列腺的充血情况。

◎ 吸烟会降低免疫力

吸烟可以降低人体的免疫力。当人体面临细菌、病毒等有害微生物的大举进攻时，免疫细胞无法及时清除、消灭它们。对慢性前列腺炎的患者来说，免疫力的低下不仅会使疾病难以治愈，还可能在某些情况下引起急性发作。

◎ 吸烟增加前列腺癌风险

烟草在燃烧时会产生一些致癌、增强致癌的物质，长期大量地吸烟，可能会增加患前列腺癌的风险。

◎ 吸烟会导致早衰

吸烟对前列腺增生也有影响。通常认为前列腺增生是一种老年性疾病，多发于60～70岁。而大量吸烟会使人早衰，有些人40岁左右就出现前列腺肥大症状，与吸烟可以说有必然的关系。根据调查显示，重度吸烟者（每天吸烟量大于等于1.5包）与不吸烟者相比，发生前列腺肥大的几率大大增加。

◎ 吸烟导致男性不育

研究表明，吸烟会降低男子精液的质量，导致少精症和无精子症，还可以诱发精索静脉曲张，导致不育等。

虽然没有研究可以表明吸烟直接影响前列腺，但是吸烟可以影响精子的数量和质量，以及阴茎的血液循环，这是不容置疑的。所以，吸烟也是影响前列腺液的质量以及腺体血液循环，导致前列腺疾病的一个潜在因素。中医认为烟属于火毒之邪，吸之会伤人的阴精，导致阴精、阴血亏虚，也是为什么阴虚性前列腺疾病患者必须禁戒吸烟的原因之一。

每个男性都不愿意自己患前列腺疾病，或提前患上前列腺肥大，那么，戒烟就是最好的预防措施之一。所以，人体的天平两端分别是吸烟和健康，哪端更重要，患者的心里自然会有明确的答案。

 饮酒过度会伤害您的前列腺

一位患有前列腺增生的患者在同学聚会时多喝了几杯酒，结果在半夜的时候，起来小便，却发现小肚子非常难受，明明有尿意却怎么都尿不出来，不仅小肚子憋胀，连带着会阴部和睾丸也感到坠胀。经过医生仔细检查，告诉了这位患者真相：都是贪杯惹的祸，因为酒精影响了前列腺，所以导致尿潴留的产生。

酒能刺激血管扩张，引起脏器充血。因此，前列腺是一个"不胜酒力"的器官，而且很容易就会"醉"，醒来却需要3~5天的时间。在饮酒之后，酒精会对前列腺产生一定的刺激，使其局部的毛细血管快速发生扩张、导致充血，前列腺的细胞组织会渗出更多的液体，使前列腺出现水肿的情况，只需要几个小时的时间，前列腺就可以变得臃肿不堪，甚至会抢占尿道的一部分空间。前列腺的肿大还和酒精度有着密切的关系，酒精度数越高，前列腺肿大的程度就越高，尿道被侵占的空间也就越多。由于肿胀，那些分布在前列腺包膜和周围的神经纤维末梢均受到牵拉或压迫，这让患有慢性前列腺疾病的患者，在饮酒后的几个小时会立刻感到种种不适。而且，在聚会时，男性不仅觥筹交错，而且大多时间都会坐着交谈，让男性的前列腺长时间地处在一个被压迫的状态之下，导致其血液循环不畅，也容易因局部不通风和出汗而导致细菌进入，从而诱发前列腺疾病。

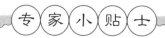

专 家 小 贴 士

一项调查显示，前列腺疾病和性功能障碍已经成为危害男性健康的两枚重磅炸弹。由于一些青年人没有养成良好的习惯，抽烟、酗酒，使身体健康深受其害。

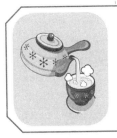

第二节

日常生活须注意

 前列腺疾病患者要及时饮水

人体离不开水的滋养。当人体的脏器和组织细胞缺少水时，就会发生皱缩，血液和尿液浓缩，使患心脑血管疾病、泌尿系统结石的风险大大增加。当尿液浓缩时，排尿次数也会相应减少，这并不是一件好事，因为会损害到排尿沿途脏器，尤其是前列腺，最容易受到伤害。

前列腺液会伴随精液排出，也会排放到后尿道里，每次排尿时随着尿液而排出。所以，多饮水可以稀释血液和尿液，增加排尿的次数，增加前列腺液的排出。通常，前列腺液的排放量并不是很多。对于那些排尿间隔久的男性，如果前列腺液未能及时排出体外，长时间地积聚在后尿道，很可能会对尿道造成刺激，极易诱发感染，有的前列腺液甚至会等不及排尿便自动溢出，导致尿道口发红，出现肿痛等不适的症状。而且，如果饮水量过少，排尿次数相应减少，尿液内的有害物质不能及时排出体外，对前列腺及肾脏、膀胱等的健康非常不利。

如果前列腺病患者没有心脏病和肾脏病，一定要养成定期饮水的习惯，每天可补充1500～2000毫升的开水或茶水，利用尿液充分冲刷尿道，帮助前列腺分泌物顺利排出，为前列腺减轻负担。对那些有尿频症状的前列腺疾病患者来说，多饮水也是必要的。如果担心在夜晚饮水过多会导致膀胱过度充盈、频繁起夜而影响了正常的休息，可以减少在夜间的饮水量，在白天多饮水。

憋尿是前列腺的罪魁祸首

经常憋尿的男性患前列腺疾病的几率更高。一些男性由于工作等原因，已经将憋尿看成是一种习以为常的事情。殊不知，憋尿不仅会影响到膀胱、肾脏，对前列腺更是一种不小的打击。

当膀胱充盈，已经有了尿意的时候，一定要马上小便。如果是在乘坐长途汽车，在上车前，应该先上厕所，排空小便。如果途中想要上厕所一定要向司机打招呼，下车排尿，千万不要硬憋。

淋浴，干干净净不做"臭男人"

许多男人疏于打理自己，他们不喜欢洗澡，而且觉得这样更有"男人味"，实际上，不卫生既是一种非常不好的个人习惯，又会让女性远离你，还有可能滋生细菌，容易得病。

沐浴就是我们现代人通常所说的洗发、洗澡。中医认为，经常洗澡可以促进新陈代谢，疏通皮肤，调畅气血。所以，古人就提出人体要经常沐浴。不过，洗澡不是百无禁忌，大病初愈的人、身体虚弱的人、刚吃完饭和大汗淋漓的人，都不能用冷水洗浴。而对前列腺病患者来说，一定要多洗温水澡，做个干干净净的男人。

洗温水澡可以让肌肉与前列腺得到放松，缓解紧张，减缓不适。经常洗温水澡无疑对前列腺病患者非常有帮助。如果条件不允许，每天将会阴部置于温水中1~2次，也可以起到同样的效果。

干干净净的男人不光要看外表，也要看"内在"。由于男性的阴囊伸缩性大，分泌汗液比较旺盛，而且阴部通风较差，很容易就藏满了污垢，滋生细菌，这样就可能会导致前列腺炎、前列腺肥大、性功能下降等情况出现，如果不及时关注还会造成严重感染，影响伴侣。因此，勤洗澡或是坚持清洗会阴部，是预防前列腺炎的重要环节。在每次同房后，冲洗外生殖器是一项很有必要的措施。

 ## 防治前列腺，房事要节制

所谓"房事"，是指夫妻间的性生活，它可以增进夫妻间的亲密关系，是婚姻生活的一个重要组成部分。但是，由于一些年轻人对于房事缺少必要的了解，常常使其在防不胜防的情况下，成为隐患。

如果不加以节制，纵欲过度，对男子来说，势必会导致"耗散其真，半百而衰"。意思就是会损耗人的真气，在壮年已经开始走向衰老了。因此，告诫人们"欲不可绝，欲不可早；欲不可纵，欲不可强"。即对于性，要适度，不要在年龄小的时候过早开始，也不要在青壮年禁欲，不纵欲，也不强制。在饮酒后、恼怒、疲倦、紧张，或生病、体弱、年老等情况下，都要有所节制。

节制性生活可以预防前列腺肥大，这一点从青壮年起就要开始注意。因为频繁的性生活会使前列腺长期处于充血状态，从而引起前列腺增大。在性欲比较旺盛的青年时期，不要不顾一切，应注意节制性生活，让前列腺有充分恢复和修整的时间。而过分禁欲也会引起前列腺胀满和不适感，对前列腺也很不利。所以，过多和过少都不是最好的选择。另外，未婚男性不要频繁手淫，这对前列腺的健康很重要。

 ## 防治前列腺，穿衣别重风度轻温度

"佛靠金装，人靠衣装。"衣着不仅是人类为了使仪表更加美观的一种外在装饰，它还具有保暖、调节人体体温的作用。但是，一些爱美的男士为了风度，决定不要温度。在严冬也只穿薄薄的衣服，结果引发了前列腺炎，或是使前列腺炎反复发作，得不偿失。

人体为了能抵御冬季的寒冷，经常处于不同程度的"戒备"状态。当前列腺炎患者疏于自身保暖时，交感神经的兴奋性会大大增强，前列腺和膀胱颈部的平滑肌会呈收缩状态，前列腺部尿道压力增加，尿液反流，将有害物质带入前列腺，引发炎症。在温差大的春天，也要注意防寒保暖。

改掉坏习惯，好了前列腺

当前列腺病患者能够下决心改掉不良的起居习惯时，健康也仿佛在向他们招手。

在我国，很早就有"早睡，早起身体好"这样的说法。"日出而作，日落而眠"是我国传统的作息安排。可是，现代人有许多都是"夜猫子"，他们大多崇尚晚睡晚起，殊不知，长此以往，会对身体有很大的危害。

中医认为，对一个人来说，他的精、气、神尤为重要，而人体养精蓄锐、调整精神和气血就离不开睡眠这项重要的活动。进入夜晚后，身体的各部分器官都开始进行休整，为了第二天的运行和更好地发挥作用而做好准备。如果贪黑熬夜，就会打乱这些器官的休眠，对健康产生负面的影响，使免疫力下降，直接引发各种疾病。所以，对中老年人来说，按时作息，顺应人体的生理规律，才是上策。

在睡觉前，可以用温水泡脚，沉淀思绪，让心态平和起来。对于前列腺病患来说，由于可能出现夜尿增多的情况，晚上要拥有良好的睡眠比较困难。但是，尽量使自己早睡早起，增强身体的免疫力，让自己的睡眠为健康筑起一道坚实的防线。

前列腺病患者能躺着就别坐着

为什么躺着比坐着更能有益于保护前列腺？

这是因为，男性长时间地坐着会压迫会阴部，使前列腺充血，从而引发炎症。坐久了，换个姿势，或是站起来活动活动，到处走走，或是平躺，都十分有益于健康。

卧床平躺后解除了腹压压力对前列腺的压迫，促进了前列腺的血液循环，并且促进盆腔静脉的循环，不仅能减轻盆腔疾病对前列腺的损害，还能减少盆腔疾病的发病率。

所以，久坐的人想要给前列腺减压，卧床比散步的效果其实更好，在床上或沙发上躺一会儿，稍作休息，对缓解前列腺充血的状况更有帮助。

度"蜜月"，小心前列腺炎成为不速之客

一些人很难将"蜜月"和男性的前列腺炎联系到一起。但是根据专家介绍，蜜月期间也是患前列腺炎的一个常见期。两者之间是否有什么必然的关系呢？

据统计，在短时间里多次性交的男性，急性前列腺炎的发病率数字颇为惊人。体外射精、性交中断、控制射精等情况，有些男子在性交中更是有意而为之，这些都有可能使前列腺不能正常工作。蜜月期间的男性常常过度劳累，破坏了往日正常的生活规律，休息不足，身体抵抗力随之下降。而且，新婚往往给男性带来兴奋和新鲜感，会造成蜜月生活的失控。新婚宴会上少不了要举杯庆祝，饮酒助兴，而酒精恰恰是前列腺的大敌。此外，蜜月期间免不了品尝美食，食用辛辣肥腻等刺激性食物，都会使前列腺负担加重。

所以，在享受新婚甜蜜的同时，千万要量力而行，多关注自己的身体，别让疾病大煞风景。身体健康，才会更好地度过人生中这段值得珍藏的幸福时光。

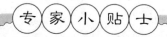

专家小贴士

对于男性的隐秘部位，一定要给予精心的保护。不要过早开始性生活，更不能进行不洁的性交，在平时不要总穿着牛仔裤，对性器官要注意讲究卫生，经常进行自我检查。